U0114959

名老中医亲传经验集

中医岂是慢郎中

——吴恨非中医诊治急危重症医案精粹

吴恨非　著

杨永晓　协助整理

学苑出版社

图书在版编目(CIP)数据

中医岂是慢郎中：吴恨非中医诊治急危重症医案精粹/吴恨非著；杨永晓协助整理. —北京：学苑出版社，2019.10(2021.1 重印)

ISBN 978-7-5077-5846-7

Ⅰ.①中… Ⅱ.①吴…②杨… Ⅲ.①急性病-医案-汇编-中国-现代②险症-医案-汇编-中国-现代 Ⅳ.①R278

中国版本图书馆 CIP 数据核字(2019)第 243789 号

责任编辑：付国英
出版发行：学苑出版社
社　　　址：北京市丰台区南方庄 2 号院 1 号楼
邮政编码：100079
网　　　址：www.book001.com
电子信箱：xueyuanpress@163.com
电　　　话：010-67603091(总编室)、010-67601101(销售部)
印　刷　厂：北京市京宇印刷厂
开本尺寸：890×1240　1/32
印　　　张：3.75
字　　　数：100 千字
版　　　次：2020 年 1 月第 1 版
印　　　次：2021 年 1 月第 2 次印刷
定　　　价：32.00 元

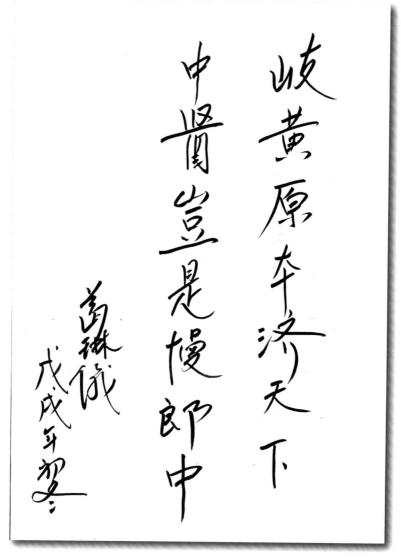

岐黄原本济天下
中医岂是慢郎中

葛琳仪

戊戌年暮春

国医大师葛琳仪为本书题字

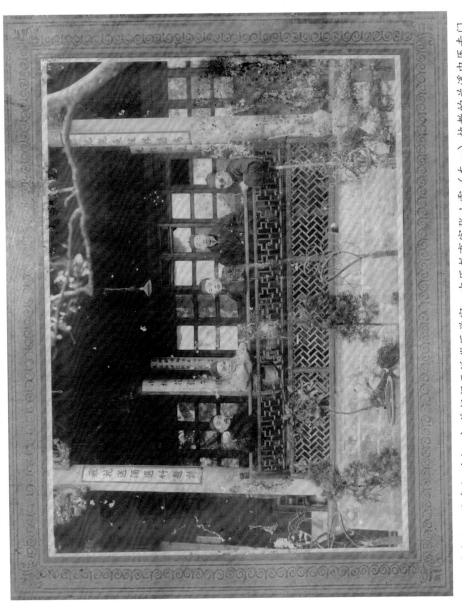

作者祖父吴寿仁（右二）曾投门于近代医学家、中医教育家张山雷（左一）执教的兰溪中医专门学校学习，这是1921年摄的师生合影

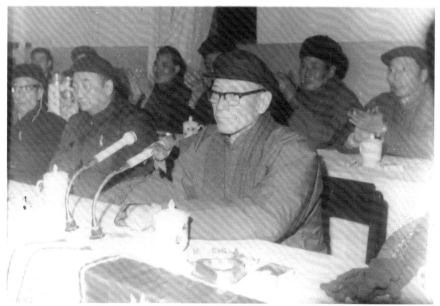

1985年，吴士元老师（左二）和潘澄濂老师（左一）在庆祝兰溪县中医院建院30周年庆典上讲话。作者在1980年曾赴杭跟随两位临床家学习两年

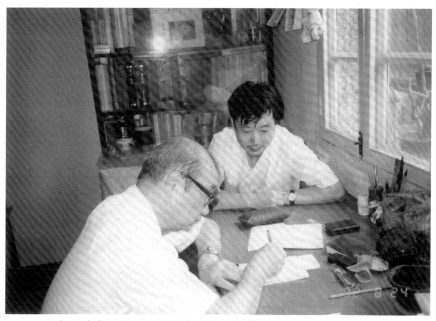

1992年，作者在吴士元老师书房里跟随学习

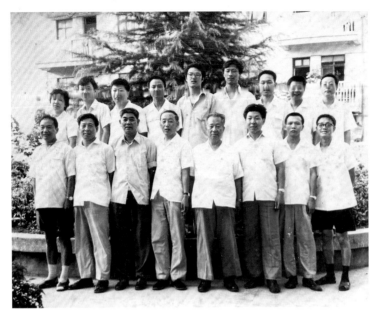

　　1986年夏，中华全国中医学会常务理事、中华全国中医理论整理研究委员会常务委员、国务院学位委员会（医学）学科评议组成员、《伤寒论》学大家、北京中医学院教授刘渡舟（前排左五）来兰溪传经布道，听取基层中医人员对《伤寒论》的学习、运用及要求等情况，并和与会者留影。后排左二为作者。

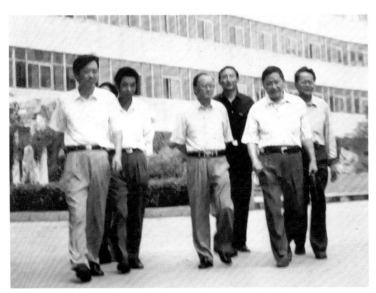

　　1998年9月3日，浙江省卫生厅厅长张承烈（左三）赴兰溪视察工作，作者（左一，时任兰溪市人民医院副院长）陪同调研。

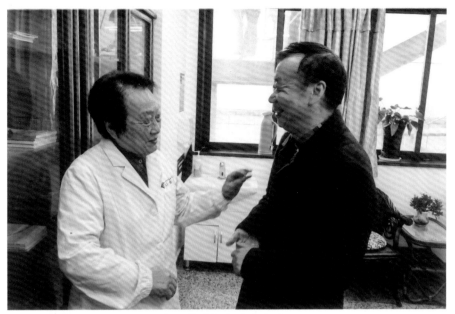

2018年11月23日，国医大师葛琳仪与作者交谈

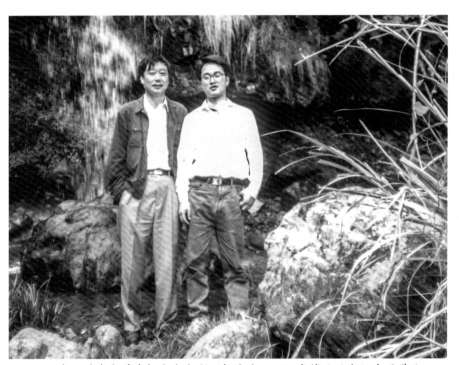

1995年，作者与学生杨永晓合影。杨永晓：1994年毕业于浙江中医学院，2010年创立上海应象中医门诊部

浙江省第四期中医主治医师知识更新班合影　九一·六

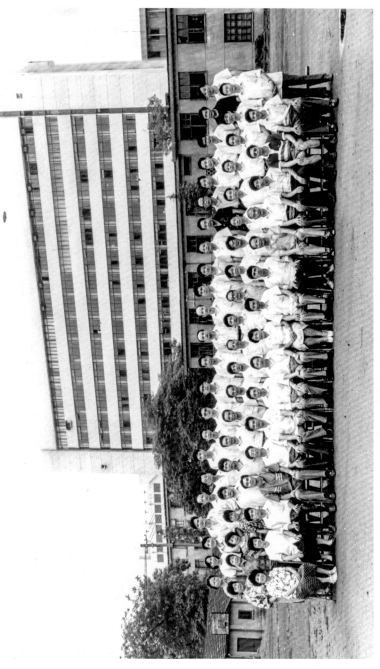

1990年9月～1991年6月，作者在浙江中医学院主治医师知识更新班学习时合影。前排中为葛琳仪院长，后排右一为作者

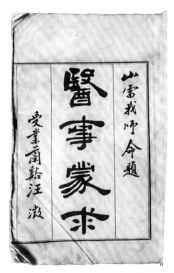

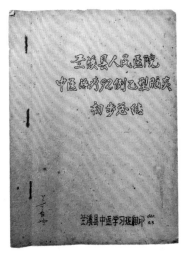

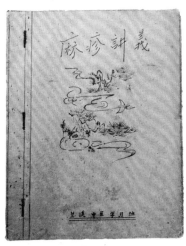

　　1962年，为了贯彻浙江省人民委员会（浙江省人民政府）批转浙江省卫生厅《关于抢救名老中医名老药工和当前中医工作的意见》精神，兰溪发挥优势，克服困难，开办了中医学习班，由张山雷先生的嫡传弟子主持教务，整个教学计划参照浙江中医学院教学大纲，教材选用中医学院试用课本，学制四年，学生在应届初中毕业生中招收，分别在1962、1963年秋季录取，两届共有67人毕业，作者为第二届学生。老师为了学生尽快转轨到中医学体系中去，结合当时流行病学的特点，将《医事蒙求》、《兰溪县人民医院中医治疗92例乙型脑炎初步总结》和《麻疹讲义》作为补充教材，使作者受益匪浅。

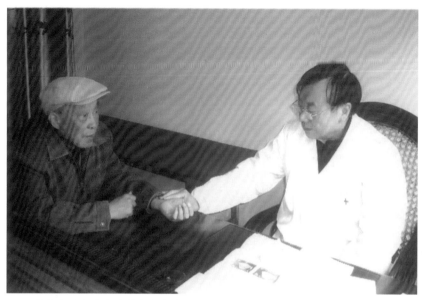

作者在兰溪名中医馆为患者诊治

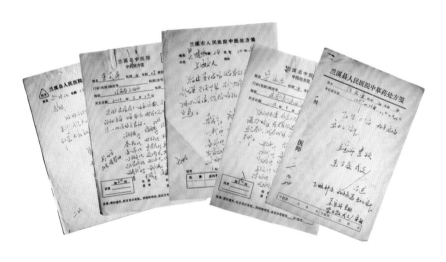

作者存档的不同时期治疗急重症的部分处方笺

肖　序

不久前，兰溪市中医院孙里杨院长交给我一本由吴恨非先生写的《中医岂是慢郎中——吴恨非中医诊治急危重症医案精粹》的书稿，希望我能为是书写个序。作者是当地一位很有名望的名老中医，曾经任兰溪市人民医院的副院长。孙里杨在他旗下工作多年，是一位他十分尊重的老领导、老专家，两人关系亲密无间。

乍一拿到书稿，一看题目我就有些不以为然，因为我向来不认为中医是慢郎中。认为中医是慢郎中是对中国医学发展史的无知和蔑视。

急症或起病骤然，险象环生，或慢病突变，病势垂危。救治急危重症是医生和医院的责任和常态。过去如此，现在如此，今后依然如此。

湖南长沙马王堆出土的西汉《五十二病方》是现存最早有文字记载的汉以前内、外、妇、儿、五官等各科疾病诊治方药的书籍，尤以外科急症最多。《史记·扁鹊仓公列传》记有扁鹊和仓公救治病案27例，其中赵简子病"五日不知人"、虢太子病"尸厥"、望齐桓公之色诊重病、齐侍御史成自言病"肠疸"、齐王中子诸婴儿小子病"气鬲"、齐郎中令循病"涌疝"、齐中御府长信病"热病"、齐王太后病"风瘅客脬"、齐章武里曹山跗病"肺消瘅"、齐中尉潘满如病"遗积瘕"、阳虚侯相赵章病"迵风"、齐北王病"风蹶胸满"、齐北宫司宣命妇出於病"气疝"、济北王阿母病"热厥"、济北王召女子侍者竖病"伤脾"、齐中大夫病"龋齿"、菑川王美人病"怀子不乳"、齐丞相舍人"内关之病"、菑川王病"厥"、齐王候弟宋建病"肾痹"、济北王侍者韩女病"内寒"、临菑汜里薄吾病"蛲瘕"、齐淳于司马病"迵风"、齐中郎病"破石"、齐王侍医遂病"中热"、齐王故为阳虚侯时病"痹"、安阳武都里成开方病"沓风"、安陵阪里公乘病"牡疝"，二十七案，案案皆为急症。

晋代葛洪的《肘后备急方》，距今也已经有1800多年之久，"备急"二字明示是为救治急病而备的方药，有

"我国第一部急救手册"之美誉。张仲景在《伤寒论》序中写道:"建安纪年以来,犹未十稔,其死亡者,三分有二,伤寒十居其七。感往昔之沦丧,伤横夭之莫救,乃勤求古训,博采众方,撰用《素问》《九卷》《八十一难》《阴阳大论》《胎胪药录》,并平脉辨证为伤寒杂病论。"一部"启万世之法程,诚医门之圣书"的大作,开启了中医辨证施治急危重症病的先河。如果没有建安年间伤寒之大流行,没有大流行时中医药的应用,就不会有《伤寒论》巨著的问世,《伤寒论》是一部急症治疗学言之无过,是中医急诊学之滥觞。

人命至重,胜似千金,唐代孙思邈的《备急千金要方》、《千金翼方》更是中医急诊的百科全书。其后的《和剂局方》,明清以降的温病学说及其以后的中西汇通医派都在急症治疗学上有所建树,新中国成立后中医治疗乙脑,治疗肝炎,治疗 SARS 的实践,乃至在急腹症、骨折、中风病治疗中所取得的独特疗效,都证明了中医在急症治疗中的地位和作用。昔我浙江省中医院老院长,著名老中医魏长春先生在其《急症诊治举述》中说:"急症诊治本为份内之事"。

上世纪七八十年代,肠梗阻多发,手术似乎是不二选择,但在浙江省中医院外科有位方德荣医生,善用承气汤类，往往能一副中药解除梗阻，故有雅号"方一帖"。最后在省中医院形成了一个惯例，凡是肠梗阻只有在服过方一帖药后无效者才是手术适应症。最能说明中医药治疗急症魅力的是屠呦呦从《肘后备急方》"青蒿一握，以水二升，渍，绞取汁，尽服之"15个字中获得灵感，使得青蒿素"挽救了全球，特别是发展中国家数百万人的生命"，而获得了 2015 年诺贝尔生理或医学奖。即使是在现在，中医在危急重症诊治方面依然宝刀不老，积累了丰富的经验。治疗急危重症既反映了中国医学体系的完整性，也是中医能继续发挥优势和特色的宽阔领域。

不可否认，西学东进以来，中医药在急症和外科领域的作用日渐减弱，不少从医者一遇到危重急症就想不到我们还有中医药，将学术领地拱手相让，中西医之间不是相互切磋、优势互补，导致中医在急症诊治方面学术萎缩，能力下降，慢慢地在社会上中医成了慢郎中的代名词，这应该引起我们的深刻反思。

能力、优势和特色是在比较中得以体现。发现差距，承认差距，需要有勇气；缩短差距，补正短板，最后形成新的优势和特色，更需要胆量。勇气和胆量来自于自信。纵观我们的中医药学，历经岁月洗礼，形成了自立自强、开放包容、与时俱进的鲜明特点，我们在继承过程中，只要坚持借鉴和吸收人类文明创造的一切优秀成果，只要热情拥抱现代文明带来的科技进步，博采众长，兼收并蓄，就能在继承中发展，在交流互鉴中完善自己、发展自己，最后形成具有中国特色和时代特征的新医学和新药学。

吴恨非先生写的这本书正是他不失自我、不忘初心、砥砺前行的真实写照。书中精选的 45 个医案，展现的是其深厚的中医功底和振兴中医药的拳拳之心。细细读来，我们能听到作者发自内心的呼唤。"为天地立心，为生民立命，为往圣继绝学"之心跃然纸上。是书不厚，蕴意深刻，值得细品，是为序。

肖鲁伟

己亥年初秋于杭州

注：本序作者为主任中医师、博士生导师，浙江省国医名师、浙江省名中医、浙江省中医药学会会长、浙江中医药大学原校长。

自　序

近年来，中医治疗很多时候被误解为"调养"、"调理"之代名词。慢性病找中医，康复找中医，老年病找中医，手术后找中医，查不出疾病的"亚健康"也找中医，中医俨然成了一个不折不扣的"慢郎中"。

确实，百年来，西学东渐，西医学的客观性、科学性、数据化和规范化的优势，在我国得到极为广泛迅速地传播和发展，成为我国的主流医学。国民毫不犹豫地接受了西医，一般的感冒咳嗽很多会选择西医，危急重症更是毫无疑问地选择西医。而几千年来，原本在急重症治疗中，为百姓健康保驾护航的主要力量——中医，竟逐渐退出了急重症抢救治疗的舞台！

然余认为：此现象可惜、可叹、可悲矣！！！

在危急重症的抢救中，传统中医有着数千年的实践经验，有着很强的实用性和显效性，其作用实在不能忽视！

余之于中医习业，既有家传，亦有科班学习，在县级人民医院中医科工作四十年。正是由于在综合性医院工作，使我有机会接触和诊治不少危急重症。我市人民医院，早期就有中西医合作治疗急重症的良好传统。尤其在20世纪50年代末年，我院中医科同仁把温病学开展得有声有色，成为治疗乙型脑炎的主力军，总治愈率82.3%，轻、中型治愈率95%，极重型治愈率57.3%，是一个令人瞩目的疗效。在我工作的几十年中，常有西医处理疾病不理想而邀余会诊，使治疗获得良效之情形。因此，我有机会积累了许多中医治疗急重症病的经验。

近年来，夜深人静之时，我常常辗转在床，难以入睡，心中隐隐作痛，感到目前的中医业态，完全不能反应中医博大的内涵。冥冥之中，仿佛感到扁鹊、张机、华佗、葛洪、叶桂、吴瑭等中医的列祖列宗，均站在我面前，提醒着，催促着，更是期待着。

于是我奔进书房，在一个存放我几十年处方笺的书柜中，将许多急重症一类的处方笺，一一翻找出来，慢慢将这些医案整理成书。成书目的，一方面供同行交流学习；另一方面，是抛砖引玉，证明中医在急重症治疗中的重要作用。希望同道一起努力，恢复中医治疗急重症的原貌，恢复中医应有的医学地位。

近代医学家、中西医汇通代表人物张山雷的著作《疡科纲要》一书中有这样一段话，"中医解剖，确实不及西医尸体解剖精细、确切，但中医经历数千年之临床观察，对脏腑的功能及机体内在联系的生理、病理方面，有着完整的学说和理论，在临床诊断治疗方面历验不爽，这是西医断然不能从尸体解剖中以及实验中全部得出的"。我认为张先生的这段话并没有过时。西医不能涵盖生命体的全部，也不能涵盖急症治疗的全部。

虽然本人水平有限，但这也是多年来努力的结果。我热爱中医的心是由衷的，告慰先贤的心是虔诚的。

"中医不是慢郎中"，这是我的信仰。"我劝天空重抖擞，迫待中医再辉煌"，这是我的追求。愿与同仁们共勉励，共探讨，共践行！是为序。

吴恨非

2018 年 11 月 13 日

目　录

中医岂是慢郎中

—— 吴恨非中医诊治急危重症医案精粹

一、昏　迷

【提要】

一、任何疾病，病至昏迷都是极其严重、极其危险、极其重要的时刻，可以说濒于死亡边缘。"脑为元神之府"，清醒则生，不醒则死，这与"失神者死，得神者生"同一概念，故从医者必须斡旋之，力挽之。

二、以下六位昏迷的病人，除一位门诊病人和一位乙脑病人全程中医治疗外，其他四位均经西医救治而效果不佳，中医接过来治疗后苏醒的，所以中医的效果是明确的。

三、至宝丹、紫雪丹、安宫牛黄丸的共同点及各自的优势：以上三药皆为开窍醒神之要药。但镇痉以紫雪丹为优，豁痰以安宫为上，至宝丹长于开窍。临床中按实际情况选用，也可联合选用。

四、至宝丹、紫雪丹（也有称为紫雪散）、安宫牛黄丸，中医业内称为"三宝"。前二者出自宋《和剂局方》，后一种出自清代吴鞠通《温病条辨》一书中，现在前面两种已在市场上消失，这是我们所不愿看到的，有一种"因药亡医"的悲哀。就拿一味麝香来讲，现代药理研究表明，可显著减轻脑水肿，增强中枢神经对缺氧的耐受性，改善脑循环，增加冠脉流量等，突显醒脑作用和优势。但是除北京同仁堂生产的安宫牛黄丸用真正的麝香外，其他厂家都用什么？用人工麝香！这就使抢救功效大打折扣。药品是特殊物品，切忌代伪，何况是人命关天。人工养麝，人工取麝，这跟捕杀取麝是不同的。"关爱生命，重视中医"要落实到实处。

1. 中风突发昏迷案
——中风闭证用至宝，凉开还魂加羚角

王某某，女，67岁，时住人民北路。

一诊：1976年5月21日

突然昏仆，不省人事，其牙关紧闭，鼾声粗，面色潮红，口角歪斜，左侧肢体刚劲，形体消瘦。脉弦劲，舌红。证属中风闭证，急拟凉开。

处方：至宝丹一颗，羚羊角片3克。炖汁烊冲至宝丹，徐徐灌入。

按语和情景还原：患者系市溪西小学柳姓老师之母，发病那天我凑巧在市区人民路，忽见柳老师神识慌张，并告诉我说：她娘昨天都好好的，今早迟迟不起床，呼之不应，不能言语，昏迷不醒。邀我帮其母治疗。遂作出如上处理，并陪其到附近药店配药。幸那时药店都尚有至宝丹、羚羊角，价亦不贵。当晚，柳老师专程来我家，告诉我说，其母服药两小时后已逐渐苏醒，全家很是高兴。后我继用平肝潜阳、

滋水涵木诸法处方，治疗一月，得以恢复。

2. 伍氏中风昏迷三日案

——中风内闭外脱危，安宫二剂阳间回

伍某某，女，85 岁，时住人民医院 12 病区-15 床

一诊：2006 年 4 月 21 日

患者以"脑血管意外、脑卒中"收入住院，已昏迷不醒三日。刻下口开目合，右侧瘫痪，发热汗出。脉弦舌红。喉间痰声啰啰。高年中风昏迷，病情危笃，有内闭外脱之虞。急拟固脱开窍。

处方：安宫牛黄丸一颗，川贝 5 克，道地西洋参 10 克。

服法：西洋参与川贝同炖，取汁，烊化安宫牛黄丸，鼻饲灌入。

按语和情景还原：年高中风昏迷，见发热汗出、神机不用、口开目合，为内闭外脱之生死关头，症情可谓到了最危重、最重要时刻。一帖投后 4 小时，毫无动静，续用原方再服，逐渐苏醒。病虽逾险岭，但未入坦途，后中西医紧密配合治疗而逐步好转。

3. 乙型脑炎高热昏迷案

——幼童乙脑热极高，至宝紫雪凉开妙

陈某某，男，4岁，外董村人，时住人民医院内科-13床

一诊：1979年7月23日晚

患者确诊为"乙脑"。高热神昏，项强。病情危笃，急予以凉开。

处方：至宝丹一颗，紫雪散二支，板蓝根50克。板蓝根浓煎，冲化至宝丹和紫雪散，分四次鼻饲。

二诊：1979年7月24日

乙脑邪入心包，神识昏迷，高热40.2℃，四肢抽搐，牙关紧闭，腑气未行，症情危笃。（幸腹软不胀，阴茎不竖）

处方一：至宝丹一颗，分化服。

处方二：

双钩藤25克　　僵蚕15克　　淡全蝎6克　　　　大青叶15克

银花20克　　　连翘15克　　凉膈散10克（布包）瓜蒌实12克

天麻6克　　　　蜈蚣2条　　鲜石斛15克

一帖。

以西瓜翠衣30克、鲜冬瓜囊60克先煎代水，再以此水煎上方，分二次服用。

三诊：1979年7月25日

症情已有好转，两目直视稍转，四肢抽搐亦减，牙关较

松，热势骤减，病逾险岭，未入坦途。唯大腑未行，需注意兼顾，以防炉灰未冷，死灰复燃。

处方一：紫雪散 2 支。上下午各一支，分化服。

处方二：

鲜石斛 25 克	连翘 15 克	银花 20 克	僵蚕 10 克
丹皮 10 克	干芦根 25 克	淡全蝎 6 克	双钩藤 20 克
莱菔子 10 克	瓜蒌实 12 克	板蓝根 20 克	大青叶 15 克

一帖。

以西瓜翠衣 30 克、鲜冬瓜囊 60 克先煎代水，再以此水煎上方，分二次服用。

四诊：1979 年 7 月 26 日

予大剂清营撤热，热势减轻，神识转清，四肢抽搐亦平，尚稍有咳嗽，喉间有痰，大腑未行，症势已有退舍之机，但不得因小愈而抱乐观也，原意续进。

处方一：紫雪散 1 支。分 2 次服。

处方二：

瓜蒌实 12 克	陈胆星 6 克	益元散 10 克（鲜荷叶包）	
僵蚕 10 克	大青叶 20 克	莱菔子 10 克	双钩藤 20 克
广地龙 10 克	淡全蝎 6 克	银花 20 克	连翘 15 克

一帖。

以西瓜翠衣 30 克、鲜冬瓜囊 60 克先煎代水，再以此水煎上方，分二次服用。

处方三：鲜竹沥 1 支，冲药汁服。

五诊： 1979 年 7 月 27 日

诸恙大有好转，惟颈项强直，大腑一直未行。舌苔黄腻，还需注意饮食，以防余邪复聚。

处方：

淡全蝎 6 克　　广地龙 10 克　　僵蚕 10 克　　双钩藤 20 克

板蓝根 15 克　　瓜蒌实 15 克　　火麻仁 10 克　　连翘 15 克

银花 20 克　　元明粉 10 克（另冲）

一帖。

以西瓜翠衣 30 克、鲜冬瓜囊 60 克、鲜萝卜 120 克先煎代水，再以此水煎上方，分二次服用。

六诊： 1979 年 7 月 28 日

乙脑，迭进清营撤热，熄风开窍，症势逐日好转。昨天大腑稍行，色如败酱，邪热得有出路之机。惟神情不振，而神志尚清，不为堪虑，药能中肯。踵以原步，以尽余波。

处方：

鲜石斛 20 克　　双钩藤 15 克　　瓜蒌实 12 克　　元明粉 10 克（冲服）

莱菔子 10 克　　僵蚕 12 克　　天麻 8 克　　淡全蝎 6 克

干芦根 20 克　　银花 15 克　　连翘 12 克　　板蓝根 15 克

益元散 15 克（鲜荷叶包）

先以鲜西瓜翠衣 30 克、鲜冬瓜囊 60 克、鲜萝卜 120 克，先煎代水，再以此水煎上方，分二次服用。

二帖。

七诊： 1979 年 7 月 30 日

大腑连通数次，腹部胀满已减，惟暑温为患，热盛伤津，营阴未复，再予养阴生津为是，佐以化湿解痉。

处方：

黑元参 10 克	茯苓 10 克	赤小豆 12 克	鲜石斛 12 克
广皮 6 克	扁豆衣 8 克	僵蚕 10 克	天花粉 10 克
连翘 12 克	淡全蝎 6 克	双钩藤 15 克	
益元散 10 克（鲜荷叶包）		干芦根 15 克	知母 8 克

三帖。

八诊：1979 年 8 月 2 日

乙脑恢复期，惟病后经脉失养，四肢经脉时有瘛疭，肢软乏力，不能站立，再以养血行筋、益气生津以善后。

处方：

忍冬藤 20 克	太子参 15 克	生地 10 克	广地龙 8 克
怀牛膝 10 克	黑元参 10 克	鲜石斛 15 克	丹皮 10 克
天麻 8 克	僵蚕 10 克	双钩藤 15 克	当归 8 克
伸筋草 10 克			

五帖。

出院后以该方为基本方，调治月余，诸恙皆侠，病得痊愈。

按语和情景还原：在我的记忆中，20 世纪六、七十年代，乙脑流行猖獗，特别是农村儿童更易受病。那时候农舍往往是卧室厨房连为一体，猪舍往往也就在厨房的一角，仅一个矮墙隔开。而猪是乙脑病毒的中间宿主，叮过猪的蚊子再叮人，人就容易感染乙脑。当时，我所在的兰溪人民医院中医科的几位中医前辈，是兰溪乙脑治疗的主力军。他们对乙脑各个阶段的证候，有着完整的中医治疗方案和丰富的临床经验。当时的内部书籍：《兰溪县人民医院中医治疗乙型脑炎 90 例（1965～1966 年）的初步总结》，曾作为我们那一代年轻医生学习乙脑治疗的补充教材。1967 年，我毕业在家等候分配，被唤过去帮忙，确切地说是去学习。内科病房划出八个房间，把地拖干净，用席子摊在地上可以住四个幼儿乙脑病人。父母陪在旁边。早上七点开始查房，到处可以听到咬牙抽搐及父母低声的啼哭声，绝大多数都是高烧昏迷病人，同时也看到每天都有康复出院儿童的父母含着泪，拉住医生的手不放，感谢医生抢救治疗成功。

我治疗本案，只是一个缩影而已，也可以说是乙脑大规模中医治疗的尾声。随着农村居住条件的改善，特别是乙脑疫苗的研制成功，该病虽不能说销声匿迹，但在临床上已很少见。但是，那段利用中药治疗乙脑急重症的经历是非常深刻和有意义的，对我后来运用"三宝"抢救各种昏迷病人大有裨益。

4. 中毒性菌痢休克案

——菌痢高热角弓张，至宝二粒毒邪荡

吴某某，女，22 岁，时住人民医院传染科 12 床

一诊：1984 年 7 月 11 日

诊为"中毒性菌痢"，中毒性休克，急性肾衰，面色苍

大医精诚 万世师表

白，四肢厥冷，高热神昏。舌红绛少津，脉滑数，角弓反张。输液时需四人将其四肢按牢，急予凉开、解毒为第一要务。

处方一：至宝丹二颗、清热解毒散二支（原名"局方至宝丹二号"）。

处方二：以双钩藤 15 克、川连 10 克、白头翁 50 克，煎汤代水浓缩至 120 毫升，分二次烊冲丸散，鼻饲。

一帖。

二诊：1984 年 7 月 12 日

病人家属诉说，自服中药 2 小时后，手脚渐软，角弓反张渐平，输液不需人按，晚间神识渐清，高热稍降。惟腹痛较剧，便下尽是败酱脓血。舌红绛少津，继予解毒，佐以生津。初战告捷，虽觉快慰，但不可大意。

处方：

川连 10 克	白头翁 30 克	花槟榔 10 克	丹皮 15 克
银花 20 克	黄柏 15 克	秦皮 10 克	赤芍 15 克
元参 15 克	鲜石斛 30 克	熟军 10 克	枳壳 10 克

清热解毒散 2 支

二帖。

三诊：1984 年 7 月 14 日

神识清晰，少气懒言，腹痛渐缓，每天仍多次脓血便，热势渐退，口渴，舌红少津。继予荡涤余邪，凉血生津。

处方：

| 川连 10 克 | 白头翁 30 克 | 花槟榔 10 克 | 丹皮 10 克 |

银花 20 克　　黄柏 15 克　　秦皮 10 克　　赤芍 15 克

元参 15 克　　鲜石斛 30 克　　干芦根 20 克　　熟军 10 克

枳壳 10 克　　麦冬 15 克　　清热解毒散 2 支

三帖。

四诊：1984 年 7 月 17 日

神识清晰，热退身凉，脓便已少，腹痛已杳，口渴亦除，已能食粥。舌质红苔薄。病入坦途，调理善后。

处方：

川连 5 克　　白头翁 15 克　　花槟榔 15 克　　银花 10 克

干芦根 15 克　　黄柏 10 克　　秦皮 10 克　　赤芍 10 克

鲜石斛 15 克　　麦冬 10 克　　明党参 15 克　　生谷芽 10 克

生鸡金 5 克　　茯苓 10 克　　陈皮 10 克

五帖。

按语和情景还原：中毒性菌痢（疫毒痢）发病急剧，来势凶猛。高热神昏，角弓反张，西医称其"中毒性休克"。中医认为疫毒引起昏迷，非一般药能胜任。此时，凉开醒脑解毒为第一要务。该病人已住院三天，每次用药输液都要四人将其四肢按牢，西药效果不明显。但是，用中药鼻饲后二个多小时，身体逐渐松软，热度下降，神色转清，后逐渐康复。此后传染科有此类病人邀我会诊，均取得同样效果。

大医精诚万世师表

5. 肺性脑病昏迷案

——慢支年高近黄泉，偶遇良医阳寿添

范某某，女，80 岁，时住人民医院四病区 26 床

一诊：1995 年 7 月 11 日

慢支肺气肿，肺源性心脏病。一身悉肿，经治疗咳嗽减，水肿退。但自前日起神识时清时昧。从昨天起昏迷不醒，呼之不应，诊断为"肺性脑病"，并发病危通知。诊之脉细沉，舌红有卷状，病属危笃。急拟益气养阴、凉开化痰，冀其神醒，方可救药。

处方：

安宫牛黄丸一颗　　西洋参 15 克　　川贝 10 克

上药炖服，烊冲药丸 60 毫升左右，一次性鼻饲。

二诊：1995 年 7 月 12 日

一早我即去病房了解病人病况，家属诉说：昨日自中药服后 2 小时左右，患者神识开始转清，但语声无力，难以表述，诊脉似沉细。舌卷已平，干燥无苔，且舌质尤红。气阴大伤，神机不用，且五日未大便。继用原方一帖，并处清肺养阴、化痰润下之方。

处方一：

安宫牛黄丸一颗　　西洋参 15 克　　川贝 10 克

上药炖服，烊冲药丸 60 毫升左右，一次性鼻饲。

处方二：

太子参 10 克　　麦冬 10 克　　玉竹 10 克　　　　元参 10 克

生地 10 克　　　北沙参 10 克　川石斛 12 克（先煎）天冬 10 克

芒硝 5 克（另冲）生军 5 克　　枳壳 10 克　　　浙贝 10 克

杏仁 10 克　　　生鸡金 5 克　生麦芽 10 克　　　淮山药 10 克

炙枇杷叶 10 克　天花粉 15 克

三帖。

三诊：1995 年 7 月 15 日

经二用开窍醒神，并以清肺养阴、化痰润下之方，神识已清，语言虽轻，但表达清楚。大腑已通，口干咳嗽减少，思食。此佳象也，遂以清养肺金、调理脾胃善后。

处方：

太子参 10 克　麦冬 10 克　　浙贝 10 克　　生鸡内金 5 克

玉竹 10 克　　北沙参 10 克　炙枇杷叶 10 克　火麻仁 10 克

生地 10 克　　川石斛 10 克（先煎）　　　　淮山药 10 克

瓜蒌皮 5 克　天冬 10 克　　杏仁 10 克　　莲子 10 克

无花果 10 克　枳壳 5 克　　　赖氏红 10 克　川贝粉 3 克（吞服）

七帖。

按语和情景还原：患者经过四次调方，逐渐好起来，遂要求出院。出院后在我处调治月余，恢复如常，能做简单家务，提醒其注意保暖，防止感冒，冬季不出门，饮食清淡，少干家务活，有感冒及时治疗。其子女对以上医嘱均认真执行，患者满 84 岁在家中安详去世。其女婿是与我交往多年的朋友，事实上，11 日接到病危通知那天，患者女儿女婿步履匆匆，已经为老人准备后事，正巧路过我宿舍，并与我在路边巧遇，他们说明情况，我说不妨再试一试。遂随他们去病房，为病人诊治。事后，其女婿常常提到，由于这一巧遇，为老人换来 4 年阳寿。

6. 呼衰心衰昏迷案

——循衣摸空病危急，中医介入抓战机

王某某，男，91 岁，17 病区 45 床

一诊：2016 年 4 月 7 日

病人自 3 月 31 日，因呼吸急促、胸闷胸痛入院治疗，诊断为呼衰、心衰。近两日来，二病指标一直高走。自昨天午后神志时清时昧，循衣摸空，语无伦次，到晚上糊话很多，乱喊，拔掉身上导管，尿失禁不断。舌红，脉偏细数，乍疏乍密如解乱绳状。开窍醒神为第一要务。

处方：安宫牛黄丸三颗，西洋参 30 克。每天西洋参 10 克，炖汁兑丸一颗，分二次服，必要时每天二颗。

二诊：2016 年 4 月 9 日

病人服一颗安宫牛黄丸后，当天午后病情有好转，神识转清，平日话少，无乱喊和循衣摸空，但表情淡漠，尿失禁仍多，舌质红，舌底筋瘀紫粗大。脉细数有促代。继予安宫牛黄丸开窍醒神，并以生脉散加附子补充元阴元阳。

处方：

别直参 5 克　　淡附片 10 克　　麦冬 15 克　　　五味子 10 克

四药共炖 2 小时取汁服。

三帖。

三诊：2016 年 4 月 12 日

续开窍醒神，加服生脉散加附子后，神识已清，表情亦较正常，能主动打招呼，尿失禁减少为 2～3 次，舌红，脉偏数较前有力，仍有促代。当以峻补元气。

处方：

别直参 5 克　　西洋参 10 克　　淡附片 10 克　　麦冬 15 克

五味子 10 克

五药共炖 2 小时取汁服。

五帖。

期间其亲属来电示，病人已基本恢复正常，思维也活跃多了，主动跟人谈话，偶有遗尿，病房医师亦告诉，呼衰、心衰指标亦基本正常。

按语和情景还原：病人初次会诊时因其烦躁不清，恐服药困难，家属跟我商量是否待其病情平稳以后再服中药，我说恐怕等不到那个时候了，现在是非常危险、非常重要的时刻。中医不是慢郎中，若不及时救治，在战场上叫贻误战机，要军法处置；在抢救病人上叫坐失良机，让人后悔莫及。病人由少神步入失神，将进入弥留之际，急需开窍醒神之要药，如此治疗，赢得了时间，赢得了疗效，赢得了西医师和病人家属的赞誉和佩服。

大医精诚 万世师表

二、高　　热

1. 高热伴寒战案

——湿温挟疟热寒战，抽丝剥茧十诊安

崔某某，男，40 岁，时住人民医院内科 29 床

一诊：1992 年 7 月 5 日

近 7 日来，常常寒战如疟，继则壮热（体温 40℃），时而热减，但不尽退，体温保持在 38.5℃左右。检查血象白细胞不高，找疟原虫未检到。舌苔厚腻质紫，当以湿温论治并截疟。

青蒿 10 克	黄芩 15 克	连翘 10 克	射干 5 克
炒常山 5 克	藿香 10 克	竹茹 10 克	木通 3 克
浙贝 10 克	飞滑石 30 克（布包）	佩兰 10 克	姜半夏 10 克

二帖。

二诊：1992 年 7 月 7 日

患者病况依旧，再次复查血象白细胞不高，找疟原虫仍未检到。中医仍以湿温论治并截疟，所谓"不效不更方"。

青蒿 10 克	黄芩 15 克	连翘 10 克	射干 5 克

炒常山 5 克　　　竹茹 10 克　　木通 3 克　　　浙贝 10 克

飞滑石 30 克（布包）藿香 10 克　　白蔻仁 5 克（杵后下）

佩兰 10 克　　　　姜半夏 10 克

二帖。

三诊：1992 年 7 月 12 日

病人亲属来门诊找我，说第二次服中药后病人有所好转，寒战也轻一些，热度稍低，故病房主任提出不必再请中医会诊。但停中药二天后，自昨天起病人寒战又大作，热度升至40℃。今天查房，主任告诉家属经过会诊，考虑血液类疾病，需转杭州治疗。但兰溪在发特大洪水，没有一条公路可通行汽车。病人家属恳求："你给我想想办法，救救我丈夫的命。"我也纳闷，刚刚好一点，怎么就不吃中药了，原来如此。我告诉她："湿温这病治疗是费时的，真正是"病去如抽丝"。另外，找不到疟原虫不·定就不是疟疾。我认为这个病中医是可以治愈的。如果出院，我可以出诊。"后病人家属办理出院，我遂开如下处方：

青蒿 10 克　　黄芩 15 克　　　连翘 10 克　　射干 5 克

炒常山 5 克　　淡豆豉 10 克　　姜竹茹 10 克　木通 3 克

浙贝 10 克　　飞滑石 30 克（布包）藿香 10 克

白蔻仁 5 克（杵后下）　　　　花槟榔 10 克　佩兰 10 克

姜半夏 10 克

二帖。

四诊：1992 年 7 月 14 日，住外贸局宿舍

患者寒战仍发，发时怕冷的症状轻一点，热度亦稍减一

点，测体温 38.5℃，头发脱的厉害，神倦懒言，呕吐。脉弦滑数，舌厚腻。继予化湿清热截疟。

青蒿 10 克	黄芩 15 克	连翘 10 克	姜半夏 10 克
炒常山 5 克	淡豆豉 10 克	茯苓 10 克	浙贝 10 克
木通 3 克	飞滑石 30 克（布包）	藿香 10 克	佩兰 10 克
白蔻仁 5 克（杵后下）		花槟榔 10 克	

二帖。

五诊：1992 年 7 月 16 日，住外贸局宿舍

患者家属述寒战虽仍发，但好得多了，只要加床被就行了，热度亦低了一些，39℃左右，头发仍脱，神倦懒言。舌腻。仍予化湿清热截疟，所谓邪去即正安也。

青蒿 10 克	黄芩 15 克	连翘 10 克	姜半夏 10 克
炒常山 5 克	淡豆豉 10 克	茯苓 10 克	浙贝 10 克
木通 3 克	飞滑石 30 克（布包）	藿香 10 克	佩兰 10 克
白蔻仁 5 克（杵后下）		生鸡金 5 克	陈皮 10 克

二帖。

六诊：1992 年 7 月 18 日，住外贸局宿舍

据家属口述，寒战昨天未发，体温有时 38.5℃，有时 39℃，头发仍大把脱，病患神倦懒言，纳食少，只喝点粥，呕恶仍有，舌腻稍退，脉弦滑数。当以化湿清热和胃之剂。

青蒿 10 克	黄芩 10 克	连翘 10 克	姜竹茹 10 克
姜半夏 10 克	淡豆豉 10 克	茯苓 10 克	浙贝 10 克
木通 3 克	飞滑石 30 克（布包）	藿香 10 克	佩兰 10 克
白蔻仁 5 克（杵后下）		生谷芽 10 克	陈皮 10 克

干芦根 10 克　夜交藤 20 克

二帖。

七诊：1992 年 7 月 20 日，住外贸局宿舍

寒战三天未发，体温在 38.5℃左右徘徊，脱发较多，胃纳稍好，呕恶已除；舌腻渐化，脉弦滑数。继予化湿清热，除邪务尽，并调养脾胃。

青蒿 10 克	黄芩 10 克	连翘 10 克	姜竹茹 10 克
姜半夏 10 克	淡豆豉 10 克	茯苓 10 克	浙贝 10 克
木通 3 克	飞滑石 30 克（布包）	藿香 10 克	佩兰 10 克
白蔻仁 5 克（杵后下）		生谷芽 10 克	陈皮 10 克
明党参 15 克	干芦根 15 克	夜交藤 15 克	

二帖。

八诊：1992 年 7 月 22 日，住外贸局宿舍

近二天来，体温未高过 38℃，病人精神明显转佳，纳食较多。舌苔薄，质红，脉弦滑数。继予原法增损。

青蒿 10 克	黄芩 10 克	连翘 10 克	姜竹茹 10 克
姜半夏 10 克	淡豆豉 10 克	茯苓 10 克	浙贝 10 克
木通 3 克	飞滑石 20 克（布包）	藿香 10 克	佩兰 10 克
白蔻仁 5 克（杵后下）		生谷芽 10 克	陈皮 10 克
明党参 15 克	干芦根 15 克	夜交藤 15 克	

三帖。

九诊：1992 年 7 月 25 日，住外贸局宿舍

病人体温渐趋正常，偶有 37.5℃，病人自述身子舒服多了，并能下床走走，但有些头晕。舌苔薄质淡红，脉滑略

数。大病初愈，正气亏损，当以清养为治。

青蒿 10克	黄芩 10克	连翘 10克	姜竹茹 10克
淡豆豉 10克	茯苓 10克	浙贝 10克	扁豆花 5克
飞滑石 15克 (布包)		佩兰 10克	白蔻仁 5克 (杵后下)
生谷芽 10克	陈皮 10克	明党参 15克	太子参 10克
夜交藤 15克			

三帖。

十诊：1992 年 7 月 28 日，住外贸局宿舍

病人体温正常，精神亦好，自感乏力，脱发渐少，寐纳均可。舌薄脉滑。扶正助化为是。

太子参 10克	明党参 15克	炒扁豆 15克	红枣 10枚
炙鳖甲 15克 (先煎)	马鞭草 12克	枸杞子 10克	当归 10克
生白芍 10克	生甘草 5克	白蔻仁 5克 (杵后下)	
生谷芽 10克	西洋参 10克 (另炖)		制首乌 10克
青蒿 10克	地骨皮 10克		

五帖。

以上之方为主，调治月余，头发已有长出，精神体力均得以恢复，此病终得痊愈。

按语和情景还原：寒热常为疟，又不尽是疟。因为疟者，寒战之后高热，体若燔炭；但如热退，身凉如常人。此案高热之后，热不尽退，体温在 38.5℃ 左右。故不单是疟症，而是并有湿温，故而诊断为：湿温挟疟证。

湿温一证，病势缠绵。故先贤有"如油入面，治之则如抽丝剥茧"之言。吾师潘澄濂先生告诫，湿温一症，主要是

化湿和清热，用好芳化、淡渗、燥湿之法。清热以苦寒为主，但总的应在气分扭转截断为上策。本案除用截疟之品，自始至终，使用芳化淡渗之法，冀其"湿去热孤"之意。不急不躁的抽丝之法，邪势逐渐衰退，而达到治愈。

2. 腹泻伴高热案

——中焦热毒上焦风，太阳阳明双解功

陈某某，女，56岁，住公安局宿舍

一诊：2008年4月3日

素患眩晕，体质较差。近期腹泻发热，连续西药治疗有所好转。今早自医院挂瓶后头晕较重，畏风发烧至39.5℃，又回医院急诊处理，到下午似未好转。黄昏时，邀我出诊。诊其脉象浮滑数，舌苔黄腻。腹泻仍每天三、四次，高热未退。证属胃肠热毒，腹泻未愈又罹受新感，故畏寒高热。当以清中焦热毒，疏上焦风邪。并嘱其当晚即去撮药，尚来得及，估计晚上九时热度会逐渐退下来。

荆芥10克　　薄荷5克（后下）银花15克　　杏仁10克

黄连8克　　黄芩10克　　黄柏10克　　焦栀子10克

白蔻仁5克（杵后下）　　车前子10克（布包）

广木香3克

二帖。

二诊：2008 年 4 月 4 日

自诉昨天晚上几时左右，身发微汗，热度逐渐减退，已能坐起喝点汤和薄粥。刻下体温 38.2℃，稍有咳嗽。舌红苔腻，病势虽减未尽，原法增损。

荆芥 10 克	薄荷 3 克（后下）	银花 10 克	杏仁 10 克
前胡 10 克	炙紫菀 10 克	炙冬花 10 克	黄连 5 克
黄芩 10 克	黄柏 10 克	焦栀子 10 克	

白蔻仁 5 克（杵后下）　生谷芽 10 克　生鸡金 5 克　广木香 3 克

三帖。

三诊：2008 年 4 月 9 日

药后腹痛未发，腹泻已有四天未作。头晕亦杳，并能起床行走。体温 36.8℃。唯舌薄脉细，身倦乏力较重，但已思食，此佳兆也。拟以参苓白术散加减善后。

炒扁豆 10 克	陈皮 10 克	西党参 10 克	炒冬术 10 克
淮山药 10 克	生甘草 5 克	石莲子 10 克	
砂仁 5 克（杵）	生麦芽 15 克	桔梗 5 克	黄芩 10 克
红枣 10 枚	生谷芽 10 克	生鸡金 5 克	佛手片 10 克
玫瑰花 5 克			

七帖。

按语和情景还原：患者素体虚弱，易受邪袭，中焦湿热，发热腹泻未愈又感受风热，内外之邪交织，遂发高烧。如仅用辛凉之品疏解上焦风热，中焦湿热嚣张，故用黄连解毒汤联合应用，苦寒燥湿，清解热毒，予以上、中焦合治，切合病机，收到了预期效果。

3. 暑天高热案

——暑温高热又伤津，白虎人参阴阳平

鲍某某，女，45 岁，住黄龙洞市场

一诊：2006 年 7 月 22 日

发热二天，即去医院门诊治疗，今天自感头痛，体温升高至 39.6℃，医院建议住院治疗，但其自认身体一直很好，想请中医医治。刻下见其体实形壮，面色红赤、汗出较多，自述心烦，口渴喜冷饮，脉洪大，舌质红，苔薄糙。时值酷暑，暑温犯气，急拟仲景白虎汤加味，直折暑热。

生石膏 50 克（布包先煎）	干芦根 30 克	扁豆花 15 克	
知母 20 克	天花粉 15 克	茯苓 10 克	淡竹叶 10 克
川石斛 15 克（先煎）	生甘草 5 克	银花 20 克	焦栀子 15 克
大青叶 10 克	连翘 10 克	麦冬 10 克	粳米 1 撮

三帖。

二诊：2006 年 7 月 25 日

自诉一帖药后，头痛即减轻。三帖服完，人舒服多了，面色红赤大减，口渴亦好转。脉洪大亦减，舌质红苔薄糙。稍有倦意。暑热伤气，原法加党参，亦即白虎加人参汤意。

生石膏 50 克（布包先煎）	干芦根 20 克	扁豆花 15 克	
知母 20 克	天花粉 15 克	茯苓 10 克	淡竹叶 10 克
川石斛 15 克（先煎）	生甘草 5 克	银花 10 克	焦栀子 10 克

大青叶 10 克　　　　连翘 10 克　　　麦冬 10 克　　　西党参 15 克

粳术 1 撮

六帖。

三诊：2006 年 7 月 30 日

自诉服第三帖时，热度已正常，要去摊位干活，已不想就医，但家人劝她再看看。刻下脉滑略数，苔薄少津。纳寐均可，体力亦可。唯午后尚有倦意。暑邪虽退，伤津耗气已现，改投王氏清暑益气汤。

西洋参 10 克（另炖）麦冬 10 克　　银花 10 克　　　淡竹叶 10 克

干芦根 15 克　　　　太子参 10 克　知母 10 克

川石斛 10 克（先煎）扁豆花 5 克　　鲜荷叶 2 片（扯碎）

连翘 10 克　　　　　茯苓 10 克　　大青叶 10 克　生甘草 5 克

淮山药 10 克

七帖。

按语和情景还原：盛夏酷暑难耐，暑邪热势凶猛。患者壮热烦渴，用白虎汤直折其势，阻其入营。暑热伤气，继则投以白虎加人参汤，热势渐平。终用王氏清暑益气汤，以尽余波。

4. 幼儿外感高热案

——空调寒气幼儿伤，夏季何妨桂枝汤

盛某，男孩，14 个月

一诊：2013 年 8 月 7 日

因发热（38℃~39℃）在医院门诊就诊，用中药辛凉解表治疗三天，热度不退。用退烧栓剂塞肛门，体温即退，但四小时后又发热，反复多次，第四天邀我诊治。患者舌淡苔白，指纹红至气关。时有汗出。时值暑天，小孩形体未充，易受邪袭，但回家后即进空调房，又受冷气侵袭。证属营卫失调，风冷之气遏阻而致，仿仲景桂枝汤。

桂枝 3 克　　　生白芍 6 克　　生姜 3 片　　　大枣 5 枚

三帖。

二诊：2013 年 8 月 9 日

患儿父诉说 7 日服上方后一小时，热度渐退至正常，但 8 号早晨又开始发烧，再服一帖后再未发烧。

患儿各方面已趋正常，无须再用药。

按语和情景还原：暑天炎热，但居室环境却是另一番天地，空调冷气，直逼幼儿形体未充之表。患儿高热汗出，舌淡，桂枝汤证是也。

三、血　证

1. 酒后胃出血案

——嗜酒呕血后悔迟，仲景泻心一剂止

赵某某，男，67 岁，永昌赵村

一诊：1988 年 5 月 7 日

自年轻时即嗜酒、身体素健。昨晚因与朋友过度饮酒后呕吐多次。今晨呕出大量鲜血，面色潮红。脉弦滑，舌红苔黄。遵仲景泻心汤，冀其火平气降，血静而止，并嘱其服完即来改方。

生军 15 克　　黄连 10 克　　黄芩 10 克

三帖。

二诊：1988 年 5 月 10 日

自述一帖服后呕血即止，拉黑便近二天。现既未呕血也无黑便，身体没有什么不适，体力精神均好。仍以原法，佐以益气止血之辈。

生军 10 克　　黄连 5 克　　黄芩 10 克　　西洋参 10 克（另炖）

茜草 10 克　　地榆 10 克　　焦栀子 10 克　白茅根 30 克

五帖。

按语和情景还原：酒者，性热气悍。嗜酒过度，损伤胃络，迫血上溢，而致吐血。面色红赤，脉象滑数，形盛体实。用以仲景泻心汤治疗后，火平血静，吐血得止。时隔一年左右，患者陪其孙来诊病，其孙亦患吐血。平素嗜酒无度，体形壮实。诊其脉弦滑，清火降气为第一要义，仍服泻心汤而愈。

2．支扩咳血案

——咳嗽咳血肺热真，童便一碗偏方神

胡某某，男，40 岁，女埠镇

一诊：1995 年 9 月 10 日

自幼患有哮喘，成人后未发。近年来容易感冒，时有咯血，经检查左侧肺部有串状改变，诊断为支气管扩张。昨天起咳嗽加剧，偶有痰血，故来中医治疗。脉滑数，舌红苔薄。就诊当下，突然咳血，盈口而出，病人甚是惊慌。

我即取童便一碗，叫他喝下。随喝随止，真神效也，众人惊讶不已。

按语和情景还原：考童便，咸寒，有降火下行止血之效，并有就地取材之便。童便止血，虽从许多古人医案学习过，但从未实践，今天一试果然有效，给我留有深刻印象和今后运用的信心。"纸上得来终觉浅，绝知此事要躬行"。咯

大医精诚万世师表

血一止，稳定了医患之间的情绪，即予以清肺降气、化痰止咳、养肺止血，佐以化瘀而逐渐好转，嘱其适寒温，忌腥腻，经常服用养肺益肾之品，之后一直平稳。

3. 慢支咳血案

——表里虚实均咳血，八纲为目登五岳

胡某某，男，67 岁，住中山路

一诊：2010 年 4 月 8 日

患者体质虚弱，肺损多年，易感外邪，常有咳嗽，痰中带血，五心烦热，体弱腰酸，近则尤甚。治血先治咳，治咳必治痰，清热以祛邪，亦当不忘养肺治本。

浙贝 10 克	地骨皮 10 克	鱼腥草 15 克	生地 10 克
冬瓜皮 10 克	白薇 10 克	侧柏炭 10 克	元参 10 克
前胡 10 克	杏仁 10 克	藕节炭 10 克	百合 10 克
炙枇杷叶 10 克	金荞麦 15 克	白茅根 20 克	生白芍 10 克
百部 10 克	黛蛤散 15 克（布包）	麦冬 10 克	当归 5 克

五帖。

二诊：2010 年 4 月 13 日

肺损多年，易受邪侵，咳嗽咳血，烦热腰酸。当以清肺化痰养肺，佐以凉血止血。一诊药后咳嗽大减，咳血亦明显好转。脉细数，舌质红苔偏腻。继原法增损。

浙贝 15 克	金荞麦 15 克	元参 10 克	冬瓜子 15 克

鱼腥草 15 克　　百合 15 克　　　前胡 12 克　　　白茅根 20 克

生白芍 15 克　　白薇 10 克　　　侧柏叶 10 克　　当归 5 克

百部 12 克　　　生地 15 克　　　生甘草 5 克　　　麦冬 10 克

熟地 15 克　　　川贝粉 3 克（吞）

五帖。

三诊：2010 年 4 月 18 日

二诊时予以清肺化痰养肺，凉血止血，药后尚佳。偶有咳嗽，咳血已止。体弱神倦，腰痛亦有明显好转，唯大便偏溏，舌较红，仍以原法增损。治以健脾益肾，亦即培土生金，金水相生之意。

浙贝 10 克　　　金荞麦 10 克　　元参 5 克　　　冬瓜子 10 克

鱼腥草 10 克　　百合 10 克　　　前胡 10 克　　　白茅根 20 克

生白芍 10 克　　白薇 10 克　　　侧柏叶炭 10 克　当归 5 克

百部 10 克　　　生地 10 克　　　淮山药 10 克　　麦冬 10 克

熟地 10 克　　　炒扁豆 10 克　　川贝粉 3 克（吞）

五帖。

四诊：2010 年 4 月 23 日

肺损多年，慢性咳嗽，常发咳血，常现正虚邪盛之势，正邪力量对比之程度当须细细评估，权衡斟酌。前方以清肺养肺、化痰止咳、凉血止血，尚能合拍，诸证渐轶，唯咳嗽仍有。肺为升降之枢，当以"培土生金，金水相生"法。联合运用，经常服用，随访三年未有咯血。

浙贝 10 克　　　生地 10 克　　　炒扁豆 10 克　　当归 5 克

白薇 10 克　　　熟地 10 克　　　党参 15 克　　　百合 10 克

大�医精诚万世师表

百部 10克	北沙参 10克	茯苓 10克	生白芍 10克
麦冬 10克	五味子 5克	甜杏仁 10克	女贞子 15克
白茅根 20克	淮山药 10克	川贝粉 3克（吞）	
旱莲叶 10克			

七帖。

按语和情景还原：肺损多年，由幼时哮喘，青年患肺结核，壮年时演变成慢性支气管扩张且体质虚弱可知。每当受邪侵犯而至咳嗽咯血，这是外感和内伤两方面的原因造成的。先哲有谓："人必先知咳嗽之源，而后可治咳血之病，盖咳嗽固不皆失血，而失血则未有不咳嗽者。"本案以清肺养肺、化痰止咳为主，佐以凉血止血实则其本意所在，亦是治本之术也。其中当归一味，对于久咳喘逆尤有良效，不可畏其辛温活血而弃之也，且在大队甘寒之品中，其弊自除。

4．子宫腺肌出血案

——妇人血脱漏不止，大剂参芪几服知

盛某某，女，48 岁，住人民北路

一诊：2015 年 4 月 22 日

患有子宫腺肌症，汛潮量多不止，心悸、目糊、面色㿠白，且便秘多日，脉芤舌腻。此为血脱，俗称失血性贫血。《内经》云："血脱者，色白，夭然不泽"，"血气者，人之神，不可不慎养"。急以益气固摄。

西党参 15 克　黄肉 20 克　　阿胶珠 10 克　石斛 12 克（先煎）

生黄芪 30 克　麦冬 15 克　　炒冬术 12 克　生鸡金 8 克

砂仁 5 克（杵后下）　　　　生地 10 克　　天花粉 15 克

火麻仁 15 克　枳壳 10 克　熟军 10 克　　煅龙牡 各 30 克（先煎）

当归 6 克　　红参 5 克（另炖）

七帖。

二诊：2015 年 5 月 2 日

患者失血性贫血，面色㿠白，神倦心悸，目糊，夜寐恶梦纷扰，脉芤舌腻。前方拟以益气固摄，药能中肯，出血渐止，诸恙得减，大有改观。原法继进。

西党参 20 克　砂仁 5 克（杵后下）　　　　黄肉 10 克

麦冬 10 克　　当归 6 克　　生谷芽 15 克　阿胶珠 10 克

生地 10 克　　生黄芪 30 克　茯苓 10 克　　陈皮 10 克

熟军 10 克　　炒冬术 15 克　酸枣仁 15 克　栀子 10 克

火麻仁 15 克　红参 5 克（另炖）

七帖。

按语和情景还原：患者患有子宫腺肌症，汛潮量多不止，面色㿠白，目糊，脉芤。经云"血气者，人之神，不可不慎养"，但"有形之血不能骤生，无形之气所当急固"。故以大队参芪术之品，益气摄血，方能止血。"气为血帅"，这一经典名言，给人以无穷之启迪。

大医精诚万世师表

四、绝　　汗

1. 高龄多器官衰竭汗出案
——高龄气脱绝汗现，参附萸肉固本先

王某某，男，92 岁，住人民医院 17 病区-36 床

一诊：2017 年 6 月 11 日

神倦卧床，闭目不语，面目浮肿。上半身冷汗淋漓，内衣湿透。舌红少津，脉细数。绝汗，元气固摄无权也，衰败也。力挽之！

萸肉 15 克　　淡附片 10 克（先煎）　麦冬 15 克　　炒白术 10 克

五味子 10 克　别直参 5 克（另炖）　炙甘草 10 克

三帖。

二诊：2017 年 6 月 13 日

回阳益气、收敛固脱之剂，服后绝汗已止。精神较前振作，目能睁，愿意交流，继力挽之剂。

萸肉 15 克　　淡附片 10 克（先煎）　麦冬 15 克　　炒白术 10 克

五味子 10 克　别直参 6 克（另炖）　炙甘草 10 克

三帖。

岐黄之术自有传承

　　按语和情景还原：木讷，少神，浮肿，绝汗，风烛残年之征，迎面而来。元气亏败，险象环生，业医者当胆大心细，力挽之。

2. 呼衰心衰汗出案
——体虚寒侵正气亡，畏寒汗出当回阳

　　丁某某，女，89 岁，本院家属

　　一诊：2016 年 12 月 15 日

　　患者慢支二十余年，演变为肺心病，心衰。时值冬令寒气逼人，高年元气亏损，不耐邪侵。出院三天，今天自感畏寒发抖，加衣畏寒不减，上肢厥冷，腹部冷痛，气逆胸闷，汗出淋漓，冰冷切肤，乃至发抖。唇干舌灰紫，脉微细数。此乃绝汗也。急拟回阳救逆、益气敛汗。

　　淡附片 10 克（先煎）　麦冬 15 克　　茯苓 10 克　　炙甘草 5 克
　　五味子 8 克　　　　　生稻芽 10 克　西党参 20 克　萸肉 20 克
　　玉苏子 10 克　　　　　砂仁 5 克（杵后下）　　　　小茴香 3 克
　　五帖。

　　二诊：2016 年 12 月 19 日

　　高年元气亏损，邪气乘虚而入。时值冬令，寒气逼人。患者肢寒畏冷发抖，哮鸣咳嗽，神疲乏力，唇干舌紫少津，冷汗淋漓。经用回阳救逆、益气敛汗之剂后，得以挽之。原法增损：

淡附片10克（先煎）　麦冬15克　　茯苓10克　　砂仁5克（杵后下）

炙甘草6克　　　　　五味子6克　生稻芽10克　小茴香3克

西党参20克　　　　　黄肉20克　　玉苏子10克　陈皮10克

七帖。

三诊：2016年12月26日

患者好转，继守原法，并健脾以助后天。

淡附片10克（先煎）黄肉15克　　　炙甘草6克　茯苓10克

西党参20克　　　　生稻芽10克　　麦冬15克　　玉苏子10克

五味子6克　　　　砂仁5克（杵后下）小茴香3克　陈皮10克

桑螵蛸5克

七帖。

四诊：2017年1月9日

年高正气衰败，畏冷肢寒，冷汗淋漓，气逆，拟以参附汤加味，甚效。守原法，并以健脾以助后天。

淡附片10克（先煎）黄肉12克　　　芡实10克　　炙甘草10克

茯苓10克　　　　　莲子10克　　　西党参25克　生稻芽10克

怀山药10克　　　　麦冬15克　　　玉苏子10克　五味子8克

砂仁5克（杵后下）　小茴香3克　　陈皮10克

七帖。

按语和情景还原：绝汗又称"命汗"，多发生于各种危重病症。病人患肺源性心脏病多年，经常住院治疗。此次出院三天，今天午后突发气急，痰鸣，寒颤，怕冷，添衣无济于事，面青唇紫汗出淋漓，内衣湿透，冰冷又不敢换衣。来诊时披着棉被，脉象细微，身冷颤抖。遂诊断为真阳亏损，元气衰败。以参附为君，助阳益气；麦冬增液，五味子、萸肉为臣，固表收敛止汗；佐以玉苏子降气化痰，稻芽、茯苓、砂仁、小茴香和中助化、暖胃止痛，即煎即服。第二天病人家属来电，说病情已明显好转，畏冷大减，汗已基本止，痰亦减少，纳呆好转，并说："大概可以过一个安稳的年了吧。"嘱其防止感冒，并告诫家属："你母年高，元气衰败，难以改变，不知什么时候又会再来一下，要注意观察，及时诊治。"时隔一个多月，果然又现同样病情，我基本上按上法加减而治愈。以前在治疗乙脑时，碰到过此类"汗出"的情况较多。病人高烧抽搐，突然体温下跌，汗出如油，此绝汗也，亦是用此法救治。《内经》说的"六阳气绝则阴与阳相离，离则腠理发泄，绝汗乃出。"应该是属于这种病症和病机吧。

五、喘　逆

1. 阻塞性支气管炎案
——喘逆自从久咳始，虚中挟实肺肾治

范某某，男，86 岁，市人民医院 20 病区 1 床

一诊：2017 年 2 月 10 日

慢性咳嗽 40 余年，变为喘逆，动则尤甚。西医诊断为"阻塞性支气管炎、肺气肿、呼吸衰竭"。动则喘逆，是为"闻而知之"。面色潮红，舌红无苔，肺阴亏损，是为"望而知之"。身倦乏力，纳呆，是为"问而知之"。脉象细数，肺病及肾，肾不纳气，是为"切而知之"。中医以虚喘论治，然痰多亦应顾之。

太子参 15 克　北沙参 15 克　　玉竹 10 克　沉香粉 2 克（吞）

麦冬 10 克　川石斛 12 克（先煎）代赭石 20 克（布包先煎）

五味子 5 克　地骨皮 10 克　　熟地 10 克　百合 15 克

炙桑皮 10 克　西党参 10 克　　萸肉 10 克　前胡 10 克

川贝粉 3 克（吞）　　　　　　　炙冬花 10 克

七帖。

二诊：2017 年 2 月 24 日

前投清肺纳肾、降逆化痰之品，药尚中肯。喘逆稍平，痰稍少。脉细数，舌红。继予虚喘论治。

太子参 15 克　　　北沙参 15 克　　玉竹 10 克　　麦冬 10 克

川石斛 12 克（先煎）代赭石 20 克（布包先煎）　　五味子 5 克

地骨皮 10 克　　　熟地 10 克　　　百合 15 克　　炙桑皮 10 克

西党参 10 克　　　黄肉 10 克　　　前胡 10 克

川贝粉 3 克（吞）　沉香粉 2 克（吞）

十帖。

三诊：2017 年 3 月 3 日

虚喘痰多，二诊投清肺纳肾、降逆化痰之品，精神、体力、口渴均有所好转，喘逆稍平。原法增损。

太子参 15 克　　　北沙参 15 克　玉竹 10 克　　麦冬 10 克

川石斛 12 克（先煎）代赭石 20 克（布包先煎）　　五味子 5 克

地骨皮 10 克　　　熟地 15 克　　百合 15 克　　炙桑皮 10 克

西党参 15 克　　　黄肉 10 克　　前胡 10 克　　川贝粉 3 克（吞）

炙冬花 10 克　　　沉香粉 2 克（吞）

十帖。

四诊：2017 年 3 月 17 日

中医以虚喘论治，然痰多亦顾之。三进清肺纳肾、降逆化痰之品尚可，精神、体力、喘逆皆有好转，口渴亦减，面色潮红已退。继予原法。

太子参 15 克　　　北沙参 15 克　玉竹 10 克　　麦冬 10 克

川石斛 12 克（先煎）代赭石 20 克（布包先煎）　　五味子 5 克

地骨皮 10 克　　熟地 15 克　　百合 15 克　　炙桑皮 10 克

西党参 15 克　　黄肉 15 克　　前胡 10 克　　川贝粉 3 克（吞）

蛤蚧粉 2 克（吞）　　炙冬花 10 克　　沉香粉 2 克（吞）

十帖。

五诊：2017 年 4 月 2 日

动则气喘，肩息，迭进清肺纳肾、降逆化痰之剂，浮阳已敛，面色潮红未发，喘逆稍平，纳谷亦添，精力好转，自感舒服多了，然高年顽疾，呼吸功能衰竭，实属难治。将以养肺纳肾守之。嘱其慎风寒，忌油腻，并吸氧以助之。

太子参 15 克　　北沙参 15 克　玉竹 10 克　　麦冬 10 克

川石斛 12 克（先煎）代赭石 20 克（布包先煎）　　五味子 5 克

炙桑皮 10 克　　熟地 15 克　　百合 15 克　　前胡 10 克

西党参 15 克　　黄肉 12 克　　川贝粉 3 克（吞）

蛤蚧粉 2 克（吞）　　炙冬花 10 克

十帖。

按语和情景还原：喘逆一症，每由慢性咳嗽演变过来。该病人咳嗽 40 余年，近几年长期住院，西医诊断为"慢支、肺气肿、呼吸衰竭"。中医认为肺失主气之职，肾失纳气之功，需防喘脱之险。人在长期咳嗽之中，肺气必然耗损，故短气往往是喘逆之渐，而喘逆又每每是喘脱之始。病程进展暗藏杀机，有的如厕而气脱，有的端坐而气脱，有的甚至翻身转侧而气脱，随时都有发生危险的可能。

迭进清肺纳肾、降逆化痰之剂后，病情得以缓解。用病人的话来说："自服中药后，这几年没有像这几天舒服过。"

虽然病已至此，难以根治，但中医治疗一方面改善患者症状、减少痛苦、提高生活质量，另一方面减少了住院次数，降低了医疗成本，于人于国，均有益处，确是一个不争的事实。

六、失　　神

1. 低血压失神案

——血压下降失其神，峻补元气桂附参

王某某，男，92 岁，住人民医院 17 病区 36 床，

一诊： 2017 年 2 月 16 日

患者患有脑梗、冠心病，曾发神昏，经治疗尚平稳。但患者近几日神态迟钝，表情木讷，目闭懒言。自昨天下午病人血压开始下跌，至今天跌至为 76/52mmHg，脉细结代，舌红，舌下青筋粗大紫暗。此乃元阳衰败，将有失神之险。治以补益元气，回阳救逆，慎防崩溃。

淡附片 6 克　　桂枝 5 克　　正宗别直参 5 克

共炖 2 小时，顿服。

二帖。

二诊： 2017 年 2 月 18 日

服上方后血压有所上升，服二帖后升至 110/75mmHg，神态有所改变，面部亦有一定表情，能主动打招呼，情绪亦活跃一些，舌红少津，口渴，脉细结代，舌下青筋较前细一

些，紫暗也明显淡一些。元阳得以救逆。原方加麦冬、五味子。

淡附片 10 克　　桂枝 5 克　　正宗别直参 5 克　　麦冬 15 克

五味子 15 克

共炖 2 小时，分二次服。

三帖。

三诊：2017 年 2 月 21 日

神态、思维有较明显改变，能半坐卧，且能主动打招呼和沟通，血压稳定在 110/75mmHg，口渴减，脉细较前有力，结代仍有，舌红少津，舌下青筋瘀紫有明显减轻。拟以原法去桂枝以巩固疗效。

淡附片 5 克　　别直参 5 克　　麦冬 15 克　　五味子 5 克

共炖 2 小时，分二次服。

五帖。

按语和情景还原：患者曾患高血压病，但住院那几天，监护仪上显示血压下降，且幅度很大，病房医师已停降压药。结合其神态表情、脉舌等整体状况，这是一个危险信号。患者为高年、残阴残阳、髓海空虚之体，任何险象都会随时出现，故用参附加桂枝峻补元气，稳妥升压，效果理想。自服第一帖后，血压就有升高；服药第二帖后血压升至 110/75mmHg 左右，且神志好转，思维对答较前活跃，表情亦有。舌较红且有口渴，残阳之人，其阴亦亏，故二诊时加入麦冬、五味子，亦生脉散之意。三诊时，血压已稳定，故去桂枝。病人在很长一段时间内血压一直维持正常，生命体

大医精诚 万世师表

征平稳，呼衰、心衰指标亦在正常范围。

然而，我们可以看到另一个有意思的现象：经西医初步抢救治疗后，患者指标逐渐正常，但木讷、浮肿、嗜睡、绝汗之险象皆有发生。可以说西医学的指标有时给人有滞后的感觉，或者说其指标不能涵盖人体所有生命指标。所以，西医检查指标虽然重要，但不是唯一。而中医在救治病人特别是高年病人时，就在注意"神"的观察，深刻领会"色贵有神、脉贵有神、眼贵有神、舌贵有神"的重要性，并用心揣摩观察以掌握之，治疗可以预先防范，有事半功倍之效。所以，从诊断学角度，中医急症诊断亦有优势。

七、二便滑脱

——九旬老妪残阴阳，温阳固脱救逆汤

丁某某，女，91 岁，本院家属。

一诊：2018 年 2 月 9 日

近月来二便时有失禁，最近明显增多，每天需换"尿不湿"护垫多次。察其畏冷蜷缩，添衣不耐寒气，少腹似有一股冷气作窜，素有慢支、肺心病，冬令寒冷，气逆咳嗽痰涎加重，脉象细微，舌薄。振奋肾阳以固涩二便，摄纳肾气以助肺司吐纳之功。处方：

淡附片 10 克 (先煎)　西党参 20 克　淡干姜 3 克　桑螵蛸 10 克

补骨脂 10 克　　菟丝子 10 克　五味子 5 克　小茴香 3 克

吴茱萸 2 克　　　茯苓 10 克　　玉苏子 15 克　橘红 10 克

生甘草 5 克　　　炙龟板 20 克 (先煎)　　　红参 5 克 (另炖)

五帖。

2018 年 2 月 11 日，接其子女来电，上方服至第三日二便失禁、气逆咳嗽已有明显好转，嘱其原方继服七帖，春节期间不得停药。后来电告之所患之病得以平稳，大小便已能自控，无需用"尿不湿"护垫。

按语和情景还原：患者年届九旬，肾阳元气亏衰，封藏之本无能，固摄"两阴"之职无权。所谓残阳残阴之体正是

此也，各种机能衰退已成大势，其"二便失禁"、"气逆咳嗽"、"倦缩畏冷"皆是危险信号。药用参、附、姜、茴香、吴茱萸，回阳救逆，益气固元；桑螵蛸、补骨脂、五味子、菟丝子，皆是固涩要药；玉苏子、茯苓、橘红、生甘草，降逆化痰。至于用龟板亦是"阴中求阳"之意。该方疗效尚属满意。但人到此时，不容乐观，去年曾发"绝汗"，今年"二便滑脱"，说不定什么时候危象又会来一下，此乃残阳残体的发病特点。业医者，必须从病者的整体情况把握之，并提醒病者家属，要有防范意识，及时医治，以免铸成大错。

八、剧　痛

【提要】

一、分辨寒热虚实，发挥中医优势治疗疼痛。

中医治病皆离不开八纲辨证。就疼痛来讲，绝不能贸然止痛。有人问我中医治疗疼痛有何优势？我说一病之痛，要从寒热虚实四方面辨析，这本身就是优势。如本类案例中，蒋某某流产后疼痛，郑某某痔疾疼痛，唐某某带状疱疹后遗症，贾某某牙龈疼痛等等，都可以悟出八纲辨证的重要性。

二、加强中医治疗疼痛的专病专药的探索、研制。

从"不知"到"可知"，再到"可治"，是三种境界。如本类疼痛案例中许某某产后风痹用金钱白花蛇，黄某某糖尿病并发神经炎用水蛭，叶某某类风湿性关节炎用雷公藤等等，就是本人从实践中摸索而得。究疼痛来说，许多绝技还隐藏在民间、中医师经验及历代文献之中，待于发掘。在创新喊得格外响亮的今天，一定要注意继承。几千年探索换来的成果，丢弃一旁，岂不可惜？还有就是民间大部分医生不肯告知治疗秘诀，因为他以此为生，还要传代的。我在下乡巡回医疗时，就碰到过好几例这种情况。

三、甚者独行。

"甚者独行"是《内经》里提出的一个治疗法则。甚者，病情急也重也；独者，用药要专一的，有力的。具体的应用就是如何保持药的浓度或力度的连续性。我常听西医说"仍用这个药，改一天二次为四次就行了"。可见，西医重视药物浓度，中医同样也需要注意，特别在急重症的治疗中，要充分考虑中药的使用剂量和频率。所以，在治疗邵某某的肠梗阻、童某某的结石嵌顿，用大承气汤一天二帖，量超常规的一倍，服药间隔为六小时一服（当然一帖就解决的也有），主要还是看阻塞的程度、医生的决心及经验。这都体现了"甚者独行"的具体运用。

1. 肠梗阻剧痛案

——阳明腑实腹剧痛，大承气汤上下通

邵某某，女，28，住枣树村

一诊：1983 年 11 月 16 日

腹痛剧烈，呕吐频作，大便四日未行，舌苔黄燥腻，阳明腑实之征，仿仲景大承气汤。

生军6克（后下）　枳实15克　　厚朴9克　　芒硝6克（另冲）

二帖。

24 小时分四次服完。

二诊：1983 年 11 月 17 日

阳明腑实之症，腹剧痛，呕吐频，大便多日不行，遵仲景大承气汤峻下甚效。矢气走伴便行，呕吐除，腹痛轻，荡

涤余邪，和养胃气。

生军 5 克（后下）　枳壳 10 克　　半夏 10 克　　生麦芽 15 克

芒硝 5 克（另冲）　厚朴 6 克　　竹茹 10 克　　生鸡金 5 克

太子参 10 克

三帖。

按语和情景还原：大便秘结，肠道梗阻，腹痛难受，全身不停抖动。上逆则呕吐不停，下壅则肠鸣矢气不走。X 线腹部平片示：降结肠脾曲后梗阻，且有少量液平。余用大承气汤缓缓灌入，药力不断，六腑以通为用，通则不痛。该病人之前去过西医科，建议其手术治疗。由于其已做过三次手术，因惧怕而来中医治疗，获得满意疗效。

2. 胆结石剧痛案

——胆石嵌顿痛难堪，下法三服诸证散

童某某，男，76 岁，外一科 3 床

一诊：1991 年 7 月 2 日

检有胆囊结石多枚，胆总管结石嵌顿，并有急性感染，一身悉黄，巩膜尤显，疼痛甚剧，双膝跪在床上辗转，痛苦呻吟。由外科医师介绍：病人二日前收入住院，本想马上手术，因术前检查心脏患病，难以手术，故邀中医会诊。脉弦滑数，舌干无津，大腑三日未行。以急下存阴，冀其石下痛除，仿张子和法。

生军 15 克（后下）　　元参 30 克　　枳壳 10 克　　元明粉 15 克（另冲）

厚朴 10 克　　　　绵茵陈 15 克

二帖。

24 小时分四次服完，即 6 小时一次，不得延时。

二诊：1991 年 7 月 3 日

自诉昨日第一服，服后二小时呕吐较剧；第二服，服后腹部稍有动感，并有矢气；第三服，肠鸣腹泻，自觉右腹"咔的"一下，随后疼痛完全消除。药已显效，大局已定，继予原法增损。

海金沙 20 克（布包）熟军 10 克　　生鸡金 15 克 绵茵陈 30 克

枳壳 10 克　　　　焦栀子 10 克

三帖。

三诊：1991 年 7 月 5 日

患者疼痛未发，黄疸悉退，精神很好，纳、便均可。昨天 B 超复查，示"胆总管无结石嵌顿"。

以前方为基本方，并加以和胃生津之品，调理半月痊愈出院。

按语和情景还原：胆总管结石嵌顿伴感染、阻塞性黄疸，手术治疗无可非议。但因患者有心脏疾病，不能手术，只得西医保守治疗，但效果极差。一身悉黄，用纸揩之皆黄，疼痛得跪在床上辗转痛苦呻吟。很明显，不除嵌顿之结石，一切治疗都无从谈起。要解决结石，唯有攻下之法。攻下时必须用药量大力宏，且药力必须连续。取大承气汤二帖，24 小时分四次服完，不得延时，形成总攻之态势，冀其一举攻下。病人服至第三次腹响如雷鸣，不多时肠鸣腹泻大作，因未来得及去厕所大便，用脸盆接，排出足有半脸盆多，只觉得"咔的"一下，疼痛即除，自称"死里逃生"。第二天一早我去病房查看，见他竟然坐在平台的椅子上，一脸安详，黄疸也退了，其紧紧握住我的手，泪流满面。我当然为有这样的疗效感到格外高兴，同时心中悬着的一块石头也落地了。

3. 肾结石剧痛案

——石淋疼痛腹连腰，行气散结通水道

李某某，男，34岁，市公安局

一诊：1989年2月13日

前些天，患者腰部有些不适但没有在意，今天早晨突发少腹连及腰部疼痛剧烈。小便排出变细，颜色淡红。经B超检查双肾有细小结石，右侧输尿管中段有0.5厘米×0.7厘米结石嵌顿。中医以行气活血、通淋排石治疗。

乌药10克　熟军5克　　小青皮10克　枳壳10克

桃仁10克　冬葵子10克　红花5克　　飞滑石30克（布包）

石韦10克　一枝黄花10克　萹蓄10克　车前子10克（布包）

琥珀粉5克（另包吞服）

五帖。

二诊： 1989 年 2 月 18 日

排石通淋，约后排出结石一枚，继予原法。

石韦 10 克　　熟军 5 克　　　萹蓄 10 克　　　枳壳 10 克

桃仁 10 克　　冬葵子 10 克　　红花 5 克　　　飞滑石 20 克（布包）

瞿麦 10 克　　一枝黄花 10 克　琥珀粉 5 克（另包吞服）

按语和情景还原： 随着 B 超的广泛运用，或者也跟饮用水质发生改变有关，尿路结石的检出率、发病率越来越高。结石排出之前在由肾、输尿管、膀胱、尿道的任何部位都可能停留，因而发生疼痛，尤以输尿管上段、中段、下段狭窄部为显为多。

中医称结石为"石淋"，治疗该病基本以利水排石为主。本人认为结石作为异物，要其排出，行气散结很重要，本人治疗该病已达到上千例，这是实践总结出的一点感悟。

十年后该患者又患尿路结石，正值我患病住院，他不好意思来找我，多方求治，也用过碎石机，碎石未果。我仍用溶石行气、利水排石方五帖，结石排出。本人亦写过一篇《尿路结石的治疗和分析》的文章在学术会议上交流，主要还是强调行气散结在排石上的重要性。

4. 尿感疼痛案

——阴亏热燔湿停阻，尿痛难忍一剂舒

赵某某，男，62 岁，住辅仁路

一诊：2008 年 7 月 27 日

形瘦，阴亏湿热蒸动，痰瘀交阻，患有前列腺肥大，尿频尿少，有时涓滴难行。近日排尿少且疼痛难忍，脉细舌糙少津，中裂且有干咳。

石韦 10 克	郁金 10 克	麦冬 10 克	瞿麦 10 克
桃仁 10 克	浙贝 10 克	萹蓄 10 克	赤芍 10 克
白花蛇舌草 15 克	鸡苏散 20 克（布包）	生地 10 克	知母 10 克
法甲片粉 2 克（另吞）			

七帖。

二诊：2008 年 8 月 4 日

服上方一帖后病情有好转，尿量转多，尿后不甚痛，继予原法增损。

北沙参 10 克	半枝莲 10 克	王不留行 10 克	百合 10 克
石韦 10 克	郁金 10 克	麦冬 10 克	瞿麦 10 克
桃仁 10 克	浙贝 10 克	萹蓄 10 克	赤芍 10 克
白花蛇舌草 15 克	鸡苏散 20 克（布包）		生地 10 克
知母 10 克	天花粉 15 克	法甲片粉 2 克（另吞）	
桔梗 5 克			

七帖。

二诊：2008 年 8 月 11 日

二诊养阴利湿化瘀行痰之剂，诸恙好转，尿量增多，尿频减少，尿后疼痛明显改善，效不更方。

北沙参 10 克	半枝莲 10 克	王不留行 10 克	百合 10 克
石韦 10 克	郁金 10 克	麦冬 10 克	瞿麦 10 克
桃仁 10 克	浙贝 10 克	萹蓄 10 克	赤芍 10 克
白花蛇舌草 15 克	鸡苏散 20 克（布包）		生地 10 克
知母 10 克	天花粉 15 克	法甲片粉 2 克（另吞）	
桔梗 5 克			

七帖。

四诊：2008 年 8 月 18 日

养阴利湿、行痰化瘀、清热通利诸法合用，尿频、尿少明显改善，尿后基本不痛，当守上法调治。

北沙参 10 克	半枝莲 10 克	王不留行 10 克	百合 10 克
石韦 10 克	莪术 10 克	麦冬 10 克	瞿麦 10 克
桃仁 10 克	浙贝 10 克	萹蓄 10 克	赤芍 10 克
黄柏 10 克	鸡苏散 20 克（布包）	生地 10 克	知母 10 克
天花粉 15 克	法甲片粉 2 克（另吞）	桔梗 5 克	

七帖。

按语和情景还原：癃闭一证，常以虚实分型，我治疗此证，常予行气化瘀、通淋养阴化湿并行。吾师吴士元先生"阴亏湿热蒸动"所言极是。湿阻气机，热蒸津少，血行瘀阻，诸症生矣。此病人多方求医，效果不显，来我处就医，自诉一帖后即效大显。主要是阴亏热燔、湿阻瘀停，其病理较为复杂，用药丝丝入扣方能有效。教科书上常以虚实分型，比较单一。本人认为分型过细，对于临床实际也有不切，临床用药看似复杂，实则针对患者复杂病情，自有其理，因为许多杂病本是互为因果错综交结，没有教本分型这样单一简单。

5. 糖尿病并发神经炎案

——消渴并发脚头痛，养阴化瘀标本通

黄某某，男，40 岁，女埠街道何下庄村

一诊：2006 年 9 月 20 日

患者糖尿病，曾有三消，近则两下肢足趾有触电样抽痛，将脚垫高疼痛有所缓解，容易疲劳，晚上不能入寐，形体偏瘦，脉细滑，舌中裂。当以滋肾养阴，行瘀止痛。

葛根 15 克	知母 10 克	萸肉 12 克	生白芍 10 克
地骨皮 10 克	乌梅 10 克	炙龟板 10 克 (先煎)	生地 15 克
丹参 10 克	豨莶草 15 克	赤芍 10 克	丹皮 10 克
玉竹 15 克	水蛭 2 克	淮山药 10 克	麦冬 10 克
天花粉 12 克			

七帖。

二诊：2006 年 9 月 27 日

滋肾养阴、行瘀止痛，疼痛大减，神采亦添，击鼓再进。

葛根 15 克	知母 10 克	萸肉 12 克	生白芍 10 克
地骨皮 10 克	淮山药 10 克	炙龟板 12 克（先煎）	水蛭 2 克
豨莶草 15 克	生地 15 克	丹参 10 克	玉竹 15 克
赤芍 10 克	丹皮 10 克	麦冬 10 克	天花粉 20 克
川石斛 10 克（先煎）			

七帖。

三诊：2006 年 11 月 13 日

消渴并发脚抽痛，滋肾养阴，化瘀止痛甚效。脚已无需垫高，亦能入睡。原法增损，以资巩固。

葛根 16 克	木瓜 10 克	玉竹 15 克	淮山药 15 克
赤芍 10 克	麦冬 15 克	炙龟板 12 克（先煎）	水蛭 2 克
川石斛 20 克（先煎）		炒扁豆 15 克	丹参 10 克
炒冬术 10 克	生芪 30 克	醋元胡 10 克	酸枣仁 10 克
西党参 20 克	萸肉 20 克	五味子 3 克	

七帖。

按语和情景还原：服药半年，消渴指标亦降为基本正常，脚趾抽痛未再复发。

6. 脉管炎案

——脱疽溃烂趾难保，四妙勇安半年消

陈某某，男，67岁，市财政局

一诊：2008年6月15日

患者脉管炎（右下肢）5年，右大脚趾乌紫色，脚背5厘米×3厘米溃疡，病脚疼痛剧烈，尤以夜间为甚，痛不能熬，只得把右脚抬高（用棉物垫起）稍缓解。舌红，脉略数。杭州某医院要其做好截肢的思想准备。患者因惧怕截肢，故来中医诊疗。中医治以清热解毒止痛、收敛生肌，保护脉管，化瘀以通血流，仿四妙勇安汤加味。

玄参10克	当归6克	金银花15克	生甘草5克
连翘10克	黄柏10克	丹参10克	川芎6克
赤芍10克	怀牛膝10克	炙乳没各3克	黄地丁15克
天葵子10克			

七帖。

二诊：2008年6月23日

自述上方服后病脚疼痛已逐渐减轻，查其右大脚趾仍为紫色，脚背溃疡稍有收敛。仍以治清热解毒止痛，活血保护血管，化瘀以通血流。

玄参10克	当归6克	金银花15克	生甘草5克
连翘10克	黄柏10克	丹参10克	川芎6克

赤芍 10 克　　　怀牛膝 10 克　　炙乳没 各 3 克　　苗地丁 15 克

天葵子 10 克

七帖。

脚背溃疡均用少许血竭粉和云南白药粉拌匀撒敷到创面，收敛生肌，保护脉管。

三诊：2008 年 6 月 30 日

治疗半月后疼痛逐渐消失，溃疡面亦比原先干得多，且逐渐缩小。但病脚大脚趾仍乌紫、麻木，病情既久，脉管不能一时打通，血供不能正常且脉管修复也不能短时间完成。守原法三月其中略加滋阴之品，大脚趾开始恢复正常颜色，麻木亦少，共治疗半年始告痊愈。

按语和情景还原：脉管炎是四肢末端血管阻塞，其下游组织供血不足或完全失去血供，引起组织缺血，溃疡坏死，严重时足趾坏死脱落。中医治疗该病主要是在化瘀的基础上分寒热。本案属湿热浸淫，血流阻塞，运用四妙勇安汤加味，甚为对症。除了治疗脉管炎，本案并对溃疡面的治疗也十分重视。溃疡面的治疗实际上就是对下层的血管保护，使得皮肤供血渠道得以恢复，为治愈该病打好基础。另外一点，考虑"糖尿病足"的可能，每在治疗此类病人前，要求做血糖和糖化血红蛋白测定，对于该病治疗难度的估计和整体把握都是非常必要的。

7. 阴道口疼痛案

——怪痛数年难启齿，清热还需痰瘀除

林某某，女，57岁，兰江街道张村

一诊：2010年12月6日

阴道口硬结疼痛两年，甚于夜间，不能入睡，牵及肛门及小腹。辗转沪杭等医院，治疗效果不显。妇科检查示：硬结处无红肿，边界清。西药均用抗生素，中医皆清热解毒一类。疼痛处不红肿，可能与长期用此类药有关。先哲有云："痈疡一疾，无一不从营气郁滞、血结痰滞、蕴崇热毒而成。"单一清热解毒亦不全面，当通经之结、行血之滞，法之以豁痰理气解毒。仿仙方活命饮意。

苦丁茶 10克　　炙乳没 各3克　　法甲片粉 3克（另吞）

川连 3克　　夏枯草 10克　　白芷 5克　　皂角刺 3克

赤小豆 15克　　天花粉 20克　　当归 10克　　焦栀子 10克

莪术 10克　　浙贝 10克　　银花 10克

七帖。

二诊：2010年12月13日

患者阴道口硬结疼痛，夜不能寐，已二年余，辗转求医，耗资数万。本人认为此乃痰瘀之证，热结一体，顽固不化，以化痰、消瘀、清热散结，三管齐下，疗效显著。自诉疼痛一天比一天减轻，近日已能入睡，触之硬结亦一天比一天软。脉滑，舌腻稍退。继予原法增减。

苦丁茶 10 克　炙乳没 各 3 克　法甲片粉 4 克（另吞）

川连 5 克　　夏枯草 10 克　白芷 5 克　　皂角刺 5 克

赤小豆 15 克　当归 10 克　　天花粉 20 克　焦栀子 10 克

浙贝 10 克　　莪术 10 克　　银花 10 克

七帖。

三诊：2010 年 12 月 20 日

二诊用散结化瘀、活血通络、清热解毒之品后，疼痛已杳，硬结已消，寐纳均好，荡涤余邪以善后。

夏枯草 10 克　苦丁茶 10 克　银花 10 克　　　紫花地丁 10 克

赤芍 10 克　　当归 5 克　　丹皮 10 克　　　连翘 10 克

浙贝 10 克　　炙乳香 3 克　法甲片粉 3 克（另吞）

怀牛膝 10 克　焦栀子 10 克　天葵子 10 克

七帖。

按语和情景还原：本案根据病者自诉，分析病属外疡痈疽一类之病，且病处不便诊察，故医者均用抗菌消炎和清热解毒之品，疗效不佳，抑或一般医者对于痈疽治疗认识不够深刻。两年来患者夜间疼痛，痛不能寐，所以我在较短时间内治愈该病，她是含着泪说不知怎样感谢我才好，我为医的成就感油然而生。实际上外科行家对于痈疽一证，提出清散为先，并指出"夫痈疽之发，未有不从营气之郁滞，因而血结痰滞，蕴崇热毒为患。治之之法，妙在通经之结，行血之滞，法以豁痰理气解毒"。试问对于患者继续一味的清热解毒，一味的抗菌消炎岂能有效？

本案用药之法以"仙方活命饮"为主，用山甲、皂角刺、白芷消炎散结，乳香、没药散瘀止痛，当归、莪术活血通络，赤小豆、川连、天花粉、浙贝、焦栀子、银花清解蕴崇之热毒。全方合奏消肿散结、活血止痛、清热解毒之效。至于硬结病灶，并不红肿，这极大可能是长期用抗菌消炎、清热之品凉遏热势有关。

8. 痔疮案

——久痔当从虚证思，外病内治显效奇

郑某某，男，72 岁，慈善总会

一诊：2008 年 12 月 20 日

痔疾缠绵多年，便后有血滴，有时血流如注，疼痛难以忍受，需卧床片刻方能站立。行走则坠感，坐则不能抵触肛门，只能半边轮坐。近年来有加重感。诊其脉软，舌质稍红无腻垢。治当益气育阴、化瘀消痔，并以提升。

熟地 15 克	西党参 20 克	炒冬术 10 克	当归 5 克
炙黄芪 20 克	栀子 10 克	杜仲 10 克	萸肉 10 克
红景天 15 克	五味子 5 克	女贞子 20 克	槐米 15 克
赤芍 10 克	侧柏叶 10 克	地榆炭 15 克	丹参 15 克
稽豆衣 10 克	紫河车粉 2 克（吞）	升麻 3 克	

七帖。

二诊：2008 年 12 月 26 日

痔疾多年缠绵不愈，便后滴血疼痛，且有短气，登高尤显。脉软舌无腻垢，治用上方尚有改善，继予原法增制。

熟地 15 克	西党参 20 克	炒冬术 10 克	当归 5 克
炙黄芪 20 克	栀子 10 克	杜仲 10 克	川断 10 克
萸肉 10 克	桑寄生 10 克	五味子 5 克	槐米 15 克
黑芥穗 10 克	侧柏叶 10 克	地榆炭 10 克	丹参 10 克
枳壳 5 克	紫河车粉 2 克 (吞)	升麻 3 克	

七帖。

三诊：2009 年 1 月 3 日

服上方半月，自感在清洗肛门时发现，痔疮有减少变小之感。滴血不多，疼痛明显减少，坠感亦轻了很多。脉软，舌无腻垢。此虽外病，需内取也！徒治外部无益，当补元气之虚。

熟地 15 克	西党参 20 克	炒冬术 10 克	当归 5 克
炙黄芪 20 克	栀子 10 克	杜仲 10 克	炙龟板 15 克 (先煎)
萸肉 10 克	五味子 8 克	槐米 15 克	侧柏叶 10 克
地榆炭 10 克	丹参 10 克	女贞子 15 克	紫河车粉 2 克 (吞)

另加红参炖服，每天 5 克。

七帖。

四诊：2009 年 1 月 10 日

先哲有云："世未有正气复而邪不退者……"。迭进大补元气，提升中气，凉血化痔，已现成效。便血疼痛坠感祛除，气短减轻且能正常坐姿。手触肛门觉痔疮明显减少变小，用上法调治两月得以痊愈。并嘱其每年冬至用膏方调养进补，至今未发。患者还说用我的处方，自己治好了好几位患痔疮多年的人云云。

按语和情景还原： 痔疮一般都以慢性便秘和嗜食辛辣之品引起，实则肝硬化门脉高压、前列腺肥大、老年体弱气虚下陷、腹压增高等都可引起。一般用挂线、枯痔或手术治疗，但疗效常常差强人意。我认为本病虽属于外科，但涉及到内科知识，所以，治疗该病需要一定的内科基础。患者患痔疾三十多年，担任领导工作，虽然经杭州、金华、衢州、兰溪多家医院的肛肠科多次处理，亦做过手术，效果并不理想。我去老年宫阅报，看他坐姿很痛苦，觉得奇怪。于是了解其病情和治疗经历，知其本人对康复甚是悲观，对我的治疗也半信半疑。因为前不久，在朋友介绍下，他曾去痔疮祖传专科某医师处，那医师曾许卜两千元保证治好，结果钱花了病依旧。我说中医整体把握，可以外病内治，而后就引出这一段治疗经历。

9. 带状疱疹后遗症案
——疱疹不唯把热清，伤津还需增液行

唐某某，男，90 岁，住庙前街

一诊： 2014 年 9 月 6 日

一年前左右，患带状疱疹，至今患处仍有疼痛，甚于夜

间，夜不能寐。舌苔黄糙少津，脉细偶有结脉，大便秘结。此为火毒外侵，损伤津液，神经受损。当以清解通络，生津通便。

焦栀子 10 克	元参 10 克	银花 10 克	夏枯草 10 克
生地 12 克	连翘 10 克	明天麻 10 克	麦冬 10 克
忍冬藤 10 克	熟军 10 克	玉竹 10 克	赤芍 10 克
火麻仁 15 克	姜竹茹 10 克	丹皮 10 克	石斛 10 克（先煎）
天花粉 15 克	干芦根 15 克		

七帖。

二诊：2014 年 9 月 11 日

清解通络，生津通便，症情大有好转，故寐况亦好转，舌苔黄糙已退，津液渐复，疼痛大减，继予原法。

焦栀子 10 克	元参 12 克	连翘 10 克	夏枯草 10 克
生地 15 克	忍冬藤 15 克	明天麻 10 克	麦冬 15 克
赤芍 10 克	熟军 10 克	玉竹 10 克	丹皮 10 克
火麻仁 15 克	天花粉 15 克	干芦根 15 克	银花 10 克
淡竹叶 10 克	石斛 10 克（先煎）		

七帖。

三诊：2014 年 9 月 21 日

清解通络，生津通便，疼痛大减，大便能下，已能入睡，舌苔黄糙已退，津液减复。继予原法，即有方有守之义也。

生白芍 15 克	元参 12 克	连翘 10 克	生甘草 5 克
生地 15 克	忍冬藤 15 克	鸡血藤 10 克	麦冬 15 克

赤芍 10 克　　明天麻 10 克　　玉竹 10 克　　　丹皮 10 克

熟军 10 克　　天花粉 15 克　　干芦根 15 克　　火麻仁 15 克

银花 10 克　　北沙参 12 克

七帖。

按语和情景还原：患者年高形瘦得带状疱疹一年余，一年来疱疹早已消失，仅有疤痕而已，疼痛之苦，虽较急性期有缓解，但仍难以忍受。特别是晚间，影响睡眠，日渐消瘦。亦请了好几位医生看过，同行处方都以清热解毒为多。本无大错，但病已年余，急性期已过，火毒大抵已除，津液损伤是根本。先哲有谓"血有如舟，津有如水，水津充沛，血始能行，若津液为火灼竭，则血行淤滞"。故患者势必疼痛不停。同时，便秘亦是"无水行舟"之故。故以增液承气合大量生津之品而获效。

10. 陈伤少腹痛案

——跌扑陈伤少腹痛，七厘暖肝儿茶用

邹某某，女，71 岁，住云山街道十里亭村

一诊：2016 年 4 月 29 日

患者由人搀扶，痛苦病容，小腹疼痛用手护腹，以咳嗽时为重，卧则不能转侧，难以忍受。已去医院急诊室检查无殊，疼痛门诊用栓剂消炎止痛亦无效，遂来中医治疗。经仔细询问，得知多年前有多次骑车跌扑史，舌质中裂，脉弦。

由跌扑筋伤，瘀血内阻，乘虚发作。拟化瘀疗伤、暖肝，冀其疼痛缓解，拟七厘散合暖肝煎之意。

血竭粉 3 克（吞）　儿茶 5 克（布包）　炙紫菀 10 克　杞子 10 克

红花 5 克　　　浙贝 10 克　　炙冬花 10 克　茯苓 10 克

炙乳没 各 3 克　杏仁 10 克　　肉桂粉 1 克（吞）小茴香 3 克

乌药 10 克　　冰片 0.1 克（冲）

七帖。

二诊：2016 年 5 月 5 日

上方服用第三帖疼痛有所缓解，今日疼痛已无，痛苦病容一扫而去。尚有咳嗽，腰部不适，但卧床能转侧自如，当以调养肝经，通络化瘀以尽余邪，并以止咳化痰。

当归 10 克　　巴戟天 10 克　熟地 10 克　　炙紫菀 10 克

川断 10 克　　炙乳没 各 3 克　西党参 15 克　炙冬花 10 克

狗脊 10 克　　儿茶 6 克（布包）血竭粉 3 克（吞）前胡 10 克

菟丝子 10 克　杞子 10 克　　肉桂粉 3 克（吞）牛蒡子 10 克

浙贝 15 克

七帖。

三诊：2016 年 5 月 12 日

小腹疼痛已愈，仍有咳嗽，继予补虚化瘀、止咳化痰以善后。

当归 10 克　　浙贝母 15 克　熟地 10 克　　炙冬花 10 克

川断 10 克　　炙乳没 各 3 克　西党参 15 克　前胡 10 克

扶筋 10 克　　儿茶 5 克（布包）血竭粉 3 克（吞）牛蒡子 10 克

小茴香 3 克　　菟丝饼 10 克　杞子 10 克　　炙紫菀 10 克

川贝粉 2 克（吞）

七帖。

按语和情景还原： 1. 围绕主症进行辨证。

临床治病，贵在疗效，三世为医，谁是神手？病人自诉在没有明确原因下自感小腹处疼痛，卧床不能转侧，咳嗽时疼痛加剧怕咳，难以忍受，近日加剧。在医院急诊科治疗，做了多项检查无殊，患者无尿频尿痛，亦无结石，血液正常，CT 检查示无骨折，无占位。亦请了外科、妇产科、疼痛门诊共同会诊，无法明确诊断，治疗亦无明显效果。

围绕疼痛这一主症，我们一再询问患者是否有外伤跌扑或撞击等情况，病人说没有。我们让她回忆几年、几十年之中发生的意外损伤，病人这才回忆出：四五年前因到江对岸种菜，都是骑车往返，并多次从桥上跌至一人多高或半人高的田里，当时都无大碍。但是，我们考虑还是与跌扑有关，是小腹肌腱及筋络损伤引起，为陈伤发作瘀血内停之证，故运用伤科之七厘散为主治疗。

2. 运用整体观念，评估"正""邪"力量对比。

任何疾病都有整体背景，这是中医的特质。而邪正斗争是疾病的重要形式和过程，运用评估"正"、"邪"力量对比，是整体观念运用于临床的具体表现。就以此病例来讲，病人小腹疼痛剧烈，多次跌扑损伤筋络，瘀血内停固然。丈夫亡去后一人居住，家中一切全靠自己，甚是艰辛，又是已逾七旬的老人。患者舌中裂，虽无明显寒像，正气虚弱无疑。"足厥阴肝经绕阴器，至小腹……"患者肝经虚寒，故运用张氏温补肝肾、行气止痛的暖肝煎，再与七厘散加减合用。

3. 要善于治疗兼证

此病患，小腹疼痛为主症，此外兼有咳嗽，咳嗽较多，不但加剧了疼痛，同时也是必须兼顾的病症。在七厘散和暖肝煎的主方中加了一些治疗咳嗽的药，为浙贝、杏仁、紫菀、冬花，另外儿茶一味不但可以活血疗伤，且能清肺化痰。诸药合用，得以短期治愈。

11. 外伤头痛案
——碎石击头痛抽搐，补脑化瘀诸羔除

郭某某，男，65 岁，住滨江路

一诊：2016 年 11 月 18 日

三月前在一农家乐避暑，在小溪中洗澡，被山崖滚来的一小石头击中头部，头顶部出现一小包块，当时并无不适，没有在意。但近几天头顶部常有抽搐状疼痛，夜不能寐。去医院做 CT 和核磁共振检查均无特殊，服云南白药胶囊无效。中医当遵"脑为髓之海"之意，化瘀补脑、通络解痉为治。

杞子 10 克	当归 10 克	川芎 10 克	儿茶 3 克（布包）
萸肉 10 克	女贞子 15 克	淡全蝎 2 克	鸡血藤 10 克
熟地 10 克	炙龟板 15 克（先煎）	僵蚕 10 克	桃仁 10 克
制黄精 10 克	炙乳没各 5 克	红景天 10 克	生甘草 5 克

七帖。

二诊：2016 年 11 月 25 日

投以补脑化瘀之品，服药第五帖，头部抽搐疼痛明显减轻，抽搐次数亦减少，效不更方。

杞子 10 克　　炙龟板 15 克（先煎）儿茶 2 克（布包）萸肉 10 克

炙乳没各 3 克　鸡血藤 10 克　　熟地 10 克　　川芎 10 克

桃仁 10 克　　制黄精 10 克　　淡全蝎 2 克　　夜交藤 15 克

当归 10 克　　僵蚕 10 克　　　双钩藤 10 克　　女贞子 15 克

红景天 10 克　生甘草 5 克

七帖。

三诊：2016 年 12 月 3 日

二诊补脑化瘀、通络解痉之品，头部抽搐疼痛逐渐减少和减轻，已能入睡，继用原法冀其复原。

杞子 10 克　　炙龟板 15 克（先煎）儿茶 2 克（布包）萸肉 10 克

炙乳没各 3 克 鸡血藤 10 克　　熟地 10 克　　川芎 10 克

桃仁 10 克　　当归 10 克　　　淡全蝎 2 克　　夜交藤 15 克

僵蚕 10 克　　双钩藤 10 克　　女贞子 10 克　　潼蒺藜 10 克

七帖。

按语和情景还原：中医认为，头为诸阳之会，阳经血瘀内扰，髓海受损。遵师吴士元先生对脑震荡用补脑化瘀之法，佐以通经解痉之品，颇有效果。后续用原法，则病如轶。

12. 牙痛案

——牙痛但见虚火现，一剂可知玉女煎

贾某某，女，68 岁，住外董村

一诊：2015 年 10 月 7 日

牙龈萎缩明显，但呈紫红色一圈，肿高似鸡啄，疼痛难忍。咽干口渴，彻夜不寐，用盐擦稍能缓解，多次求中西医无果。舌红，苔剥少津。此为阳明胃热，少阴不足，拟玉女煎加味为治。

熟地 10 克	麦冬 10 克	元参 10 克	生地 15 克
怀牛膝 10 克	槐米 12 克	生石膏 30 克（先煎）	金银花 10 克
丹皮 10 克	知母 10 克	连翘 10 克	天花粉 20 克
炙枇杷叶 10 克	玳瑁 2 克（另包久炖代茶）		

七帖。

一周后来电话：一帖服后牙痛大有好转，五帖服后则平。

按语和情景还原：牙龈为阳明胃经所主，牙龈萎缩，口渴舌燥疼痛，为阴虚火旺之故，用玉女煎就能清解阳明胃火，又养少阴匮乏之水，药合病机疼痛得除。但萎缩之牙龈恐非一时一术能解决。

13. 风湿性关节炎案

——产后剧痛风湿痹，虫药搜剔现生机

许某某，27岁，住人民医院内科20床

一诊：1987年4月5日

患者自去年10月份剖腹产后，患乳腺炎，治愈后不久持续高热，关节疼痛如刀割，先后在我院、杭州某医院治疗，诊断为"急性风湿性关节炎"，用大剂量激素治疗，热度和疼痛均有减轻。但如稍减量和未按时服用激素，则关节疼痛难以忍受，大声呼叫，乏力时则痛苦呻吟，表情十分痛苦。由于长时间使用大量激素（5个多月），身体和面部已经严重变形，胖得认不出原面目。由于诊断明确，杭州要她们转入本地治疗，我院亦只能继续用大剂量激素维护，病人亲属决意要请中医会诊。患者形体虚胖严重，脉象沉细，舌中裂，舌红苔薄，游走性关节疼痛，持续高热不退（38℃～39℃）。患者实属产后经风，邪着而成痹，因虚中挟实，故疼痛如割，发热不退。治疗原则，非用重剂虫类药搜剔则不能祛其病，非及时养护阴津则要坏其真。

秦艽10克	淡全蝎5克	地鳖虫10克	蜈蚣2条
威灵仙10克	木瓜10克	石楠叶10克	
金钱白花蛇2条（研粉吞）		生地20克	知母10克
女贞子20克	地骨皮25克	忍冬藤20克	川石斛20克（先煎）

白薇 10克　　　麦冬 10克　　　当归 10克

二帖。

二诊：1987 年 4 月 8 日

病人自诉服药个把小时后，关节即有松解感觉，近两天体温没有超过 38.5℃，关节疼痛减轻一点，还说"中药真神"。我告诉患者别高兴得太早，治疗时间长着呢。原法增损。

秦艽 10克　　　淡全蝎 5克　　　地鳖虫 10克　　蜈蚣 2条

威灵仙 10克　　木瓜 10克　　　石楠叶 10克

金钱白花蛇 2条（研粉分吞）　　生地 20克　　　知母 10克

女贞子 20克　　地骨皮 25克　　忍冬藤 20克　　川石斛 20克（先煎）

麦冬 10克　　　豨莶草 10克

五帖。

三诊：1987 年 4 月 13 日

由于中西医联合应用，关节疼痛缓解，近几天也没大声呼叫，热度仍在 38.5℃左右。经查抗 O、血沉都稍好转，改用大剂量片剂激素。脉沉细，舌红中裂苔薄。仍以重剂虫类搜剔，佐以养阴生津通络。

秦艽 10克　　　淡全蝎 5克　　　地鳖虫 10克　　蜈蚣 2条

威灵仙 10克　　木瓜 10克　　　石楠叶 10克

金钱白花蛇 2条（研粉分吞）　　生地 20克　　　知母 10克

女贞子 20克　　地骨皮 25克　　忍冬藤 20克　　川石斛 20克（先煎）

麦冬 10克　　　豨莶草 10克

七帖。

四诊：1987 年 4 月 20 日

病人关节疼痛大减，体温亦降至 38℃ 以下，口干好转，唯大便较干难解。继用原法增损。

秦艽 10 克	淡全蝎 5 克	地鳖虫 10 克	蜈蚣 2 条
威灵仙 10 克	木瓜 10 克	石楠叶 10 克	
金钱白花蛇 2 条（研粉分吞）		生地 20 克	知母 10 克
女贞子 20 克	地骨皮 25 克	忍冬藤 20 克	川石斛 10 克（先煎）
白薇 10 克	麦冬 10 克	熟军 5 克	元明粉 5 克（另冲）
元参 10 克	当归 10 克		

七帖。

五诊：1987 年 4 月 27 日

迭进祛风搜剔之品，佐以增液承气生津。腰部、各关节疼痛已逐渐减轻，大便正常，体温已基本正常，虚胖体形也瘦了好多。我说我要到西医大夫那里提出减激素用量，病人亲属说他们提过了，医生没有同意。患者却从床头柜抽斗里拿了一个信封给我看，说道："这些都是他们发给我的片剂激素，自从服用你的中药，我一片都没有吃过，是你救了我。"我也很感动，她真是个胆子很大的人，难怪虚胖减得快。随着这样较快恢复，复查各项指标正常。出院后，门诊继续守原法增减服药二个月，即白花蛇减至一条，淡全蝎减至 3 克，而侧重养阴血，如熟地、白芍、鳖甲、阿胶等一类。半年多的折腾宣告结束。

按语和情景还原：患者分娩以后得的风湿痹证，病情严重，在大剂量的激素治疗下得以缓解。但是其用药时间稍迟一点或者量减一点，全身骨节就等同刀割，难以忍受，大声呼叫，整个走廊都能听到，喊累了就痛苦呻吟，有痛不欲生的念头。转到杭州医院治疗，亦是如此。因为诊断明确，又转入本地医院治疗。由于治疗时间长，整个身躯已严重变形，形体虚胖、脸大如盆，无法辨认其人。患者家属决意要中医治疗，就有了以上使用中药后，症情逐步控制直到治愈的过程。

本人认为，虫类药独特的生物活性所具有的通络止痛、透骨搜风的作用，在痹证乃至于中风后遗症中，有着非同一般的重要作用，特别是金钱白花蛇尤为显著。在此之前，一些痹证病人也觉得其对松解关节和止痛特别灵验。本案病人亦多次跟我说吃了这个腥气的药粉，关节就有松解的感觉，疼痛也明显减轻。只是那时这个药便宜，几块钱一条，现在是上百元还不够。

14. 风湿性关节炎案

——热痹白虎加桂汤，全蝎川乌合虎杖

吴某某，男，69岁，住前刘村

一诊：2000年5月22日

自诉田间劳动后周身及各骨节疼痛，夜不能寐，疼痛越来越重，不能起床，故由子女扶来住院。查抗O、血沉均高，关节肿痛，发热，脉滑数，舌质红稍腻。中医以热痹、痛痹论治。

桂枝 5 克　　　防己 10 克　　海风藤 10 克　生石膏 30 克（先煎）

丹皮 10 克　　　豨莶草 15 克　知母 10 克

制川乌 5 克（另包先煎一小时）　赤芍 10 克　　　忍冬藤 15 克

虎杖 15 克　　　淡全蝎 3 克

三帖。

二诊：2000 年 5 月 25 日

热痹之证，拟以白虎加桂汤，合虫类搜剔，效显，疼痛大减，继予原法增减。

桂枝 5 克　　　　制川乌 5 克（另包，先煎一小时）　淡全蝎 3 克

生石膏 30 克（先煎）虎杖 15 克　　　片姜黄 10 克　　知母 10 克

豨莶草 15 克　　　忍冬藤 15 克　　赤芍 10 克　　　羌活 10 克

七帖。

三诊：2000 年 6 月 2 日

热痹之证，进白虎加桂汤加味，疼痛大减，已能行走，效如桴鼓。踵步继进，后守原法。服药一月复查，抗 O、血沉已正常。自诉亦无疼痛，恢复如初，始告痊愈。

桂枝 5 克　　　忍冬藤 15 克　赤芍 10 克　　生石膏 30 克（先煎）

制川乌 5 克（另包先煎一小时）　淡全蝎 3 克　　知母 10 克

虎杖 15 克　　　片姜黄 10 克　生甘草 5 克　　秦艽 10 克

羌活 10 克

七帖。

按语和情景还原：热痹病发，以白虎加桂汤治疗。用石膏、知母清热，桂枝配以全蝎、虎杖通络力宏，切合病机，

收效明显。

15. 类风湿性关节炎案
——关节变形痛难忍，历节勿忘雷公藤

叶某某，男，51岁，住赤溪街道

一诊：2011年5月13日

患者确诊"类风湿性关节炎"五年。反复发作，近日手指关节红肿，有多个变形，疼痛剧烈，手不能动作，脚不能行走，卧则疼痛不能寐。舌红有瘀斑，脉细涩。痰瘀停留骨（骨骱），肝肾有所亏损。以活血化瘀、化痰通络、调养肝肾为治。

生熟地各10克	当归10克	仙灵脾10克	鸡血藤10克
南五加皮10克	鹿衔草10克	寻骨风10克	虎杖10克
秦艽10克	夏天无10克	全蝎3克	蜈蚣3条
乌梢蛇10克	露蜂房10克	地鳖虫10克	蜣螂5克
僵蚕10克	制南星10克		

七帖。

二诊：2011年5月20日

服上方七帖后，手指关节红肿稍退，活动稍方便，但疼痛依旧，剧烈难忍，即取雷公藤9克，取水400毫升文火煎二小时（不加盖），得汁150毫升，残渣再加水煎取100毫升。混合后，早晚二次分服，服后一个多小时疼痛大减，逐

渐消失，大大稳定了病人的情绪，增强了病人的信心。本人在临床应用中屡用屡效，配合上方中药，徐徐图之。虽说不能治愈，但近期疗效和病情有缓解是肯定的。经随访，有半年未发，手脚活动方便。但祛畸的作用还是比较弱的。

按语和情景还原：类风湿性关节炎，中医属于"历节"、"顽痹"之类。此病缠绵难愈，限制行动，痛苦甚大，致畸率高。治疗皆以化瘀通络、调养肝肾为其大法。本病疼痛非同一般，有的病者是哭着诉说的，所以，能不能遏制疼痛，直接关系到医患两者的情绪能否稳定、能不能继续进行治疗。真是止痛一效，千金难买。经过实践证明，雷公藤对本病出现剧痛有显效。但因其有大毒，内服需慎重，故对其用量和煎熬方法，都要严格按照《中药大辞典》的要求操作。入煎剂的雷公藤应采用干根部，去除内外两层皮（皮部毒性最大），将木质部切片，晾干备用。内服，每天 9 克，7~10 天为一疗程，每疗程结束，停药 2~3 天，一般用五个疗程，建议常规监测肝功能。同时，有心、肝、肾、胃病变或育龄期有孕育要求者禁用，孕妇和哺乳期妇女禁用。

还有一种雷公藤多苷片，对于类风湿性关节炎剧痛有与雷公藤相差无几的效果，根据每公斤每日毫克量计算使用。

16. 痹证案

——久卧背痛难入眠，行气活血温通先

苏某某，女，45岁，住水亭柳村

一诊：2011年6月2日

夜卧四、五小时后则后背胀痛难忍，站则缓解，白天亦如此，末次月经4月26日。拟以益气活血，通络止痛。

生黄芪 30克	当归 10克	桂枝 5克	淡全蝎 2克
川芎 10克	制香附 10克	夏天无 10克	炙乳没各 5克
生鸡金 10克	制川乌 5克（另包先煎一小时）		丹参 10克
茯苓 10克	生甘草 10克	广地龙 10克	防己 10克
鸡血藤 20克			

七帖。

二诊：2011年6月9日

自述三帖药后，背部胀痛减轻；五帖后，夜卧可不起来站着，并说昨天已来月经，距上次月经已五十多天。舌淡苔薄。药尚中肯，继予益气活血，通络止痛。

生黄芪 30克	当归 10克	桂枝 5克	淡全蝎 2克
川芎 10克	制香附 10克	夏天无 10克	炙乳没各 5克
生鸡金 10克	制川乌 5克（另包先煎一小时）		丹参 10克
茯苓 10克	生甘草 10克	广地龙 10克	防己 10克
红景天 10克	鸡血藤 20克		

七帖。

按语和情景还原：本案病者平时无他，但如晚上入睡4、5 小时后，背痛发作，必须起床走动后，方可重新入睡，考虑为卧则背部及身体各部受压。痹者本为阻滞，有变本加厉之苦，所以鼓舞气血，配以温通祛痹、通经化瘀虫类搜剔之剂，药能中病。

17. 痛风案

——清热利湿是大法，土茯蜂房为专方

周某，男，44 岁，住兰江街道溪西村

一诊：2015 年 4 月 28 日

素有血尿酸高，饮食稍有不慎或疲劳过度一触即发，脚背（右）疼痛剧烈，不能行走，经用西药稍有缓解，但皮肤发出圆形湿疹，奇痒。脉濡舌腻，先予清化湿热止痛为治。

苍术 10 克	飞滑石 20 克（布包先煎）		土茯苓 20 克
黄柏 10 克	萆薢 15 克	七叶一枝花 10 克	生米仁 20 克
怀牛膝 10 克	白鲜皮 10 克	生石膏 30 克（先煎）	丹皮 10 克
地肤子 10 克	银花 10 克	露蜂房 5 克	赤芍 10 克

五帖。

二诊：2015 年 5 月 3 日

素有血尿酸高，常发痛风，不便行动。经用清化湿热止痛为治，已有好转，继予原法。

苍术 10 克　　飞滑石 20 克（布包先煎）　　生米仁 20 克

黄柏 10 克　　萆薢 15 克　　土伏冬 20 克　　怀牛膝 10 克

七叶一枝花 10 克　　生石膏 30 克（先煎）丹皮 10 克

白鲜皮 10 克　银花 10 克　　露蜂房 10 克　　地肤子 10 克

赤芍 10 克　　瞿麦 10 克

七帖。

三诊： 2015 年 5 月 12 日

素有血尿酸高，常发痛风，不便行动，且肤有圆形红斑。经用清化湿热、凉血止痛，疼痛已杳，继予原法增减。

虎杖 12 克　　赤芍 10 克　　土茯苓 20 克　　苍术 10 克

飞滑石 20 克（布包先煎）　　七叶一枝花 10 克　黄柏 10 克

萆薢 15 克　　白鲜皮 10 克　生米仁 20 克　　怀牛膝 10 克

地肤子 10 克　银花 12 克　　露蜂房 10 克　　瞿麦 10 克

七帖。

按语和情景还原： 痛风为西医的病名，近些年来病人猛增，与物质丰盛、吃喝过度直接相关。中医认为湿热潴留、络脉阻滞之故，应用清热利湿、通络止痛为大法。如足趾边红肿也需凉血清气，注意饮食忌口（如海鲜、肉类、鱼虾类、啤酒、豆制品）相当重要。方中土茯苓、露蜂房对该病有特别效验。

18. 小产腹痛案

—— 小产腹痛芍甘汤，医法知常还须变

蒋某某，女，26 岁，住金信村

一诊：2011 年 5 月 6 日

5 月 2 日人流之后，服用"新生化颗粒冲剂"及中药生化汤加减，自 4 日起，少腹紧痛剧烈，转而牵及整个腹部、胸部、背部，痛苦呻吟，舌红口渴，脉紧。此为阴血损伤，阴虚火旺，无瘀虚痛。怎能用温经止痛，岂不是火上加油？急投仲景芍药甘草汤加味主之。

生白芍 30 克　　北沙参 20 克　生甘草 10 克　麦冬 15 克

川石斛 20 克（先煎）无花果 10 克　　玫瑰花 10 克　金铃子 10 克

生地 10 克

三帖。

二诊：2011 年 5 月 9 日

投仲景芍药甘草汤加味，停其他所有用药，一帖即疼痛大减，二帖平，三帖后痛如轶，唯体有酸楚感，口稍渴，脉缓，舌润、质仍红。且能饮食米粥汤水，阴道稍有血流出。仍以原法增损，并以止血。

生白芍 20 克　炒地榆 10 克　生地炭 10 克　生甘草 10 克

仙鹤草 10 克　制香附 10 克　川石斛 20 克（先煎）

太子参 10 克　金铃子 10 克　茜草炭 10 克　北沙参 15 克

麦冬 10 克 　　槲寄生 10 克

五帖。

按语和情景还原： 治病"知常达变"、"药随病转"说说容易，做起来并不容易，方剂学歌诀里第一句便是"生化汤宜产后尝……"此言其常。患者流产后服用新生化颗粒冲剂和傅青主之生化汤，服后少腹疼痛加剧，转而牵及整个腹部和胸背部，痛苦呻吟，形瘦如夺，舌质红口渴。故诊为阴虚火旺。阴血亏损之虚痛，用温经止痛的生化汤，无疑是火上浇油，拟仲景芍药甘草汤为是，此是切合病机之举，所以疼痛很快就控制住了。

岳飞在宗泽部下当偏将时屡立战功，一次宗泽送给岳飞一张阵图，要他好好学习。岳飞回答说："阵后而战，兵法之常，运用之妙，存乎一心。"意思是说运用之巧妙，全在于善于思考，战争的胜败，与指挥员能否根据实际情况机动灵活地指挥有很大关系。本人拙见这非常类似中医的辨证论治之精神，是此证用此药，是彼证用彼药，全在辨也。用药如用兵，建议医者学习《孙子兵法》，看病亦如用兵打仗。

岐黄之术自有传承

九、剧　　咳

【提要】

气机升降失常为人体三大基本病机之一，是阴阳失调的一种表现形式，是阴阳失调在病位和病势趋向的具体化，"死生之机，升降而已"。而肺主气，司呼吸，故气机升降重点在肺。各种病因引起的气逆咳嗽最大特点就是咳嗽剧烈。以下四个病案，其剧烈程度实非一般咳嗽可比，有的咳起来左右上下邻舍听到，有的咳嗽导致尿失禁，有的喘气困难有窒息感。每每都经过抗感染、化痰止咳或住院治疗而效果不显。余将其列为"气逆咳嗽"，治则为"降逆止咳"，用药则为旋覆花、代赭石、玉苏子、葶苈子、炙桑皮、炙枇杷叶、前胡等，疗效颇佳。其中代赭石一味，颇为得心应手。本品重镇降逆，降上逆之肺气而止咳平喘，亦可降上逆之胃气而止呕、止呃、止噫等。

本章四位病人，共同表现为咳嗽剧烈，时间较长。有的长达三年，最短的也有三个多月。咳嗽一门，亦是内科大类。分门别类，外感内伤，甚是精详，唯独没有气逆导致咳嗽列出。气机升降失常，为人体三大基本病机之一，而肺为升降之枢机。通常说咳嗽气逆，我倒认为气逆咳嗽，唯有降气为第一要义，气降则痰涌咳止。本人倚重旋覆花、代赭石、葶苈子、玉苏子、黛蛤散、杏仁之降气也。其中第一案例病人江某某，治疗也走过弯路，也列出告鉴。

1. 肺结核剧咳案

——年高结核虚中实，气火上冲痰当思

江某某，男，75 岁

一诊：2010 年 10 月 18 日

患者有结核性胸膜炎，近日咳嗽频繁剧烈，上下左右邻居都听得见其咳，夜间尤甚。舌苔黄腻。拟以清肺养肺，化痰止咳。

北沙参 10 克	鱼腥草 15 克	百部 15 克	百合 10 克
金荞麦 15 克	桔梗 10 克	麦冬 10 克	炙紫菀 10 克
前胡 10 克	五味子 5 克	炙冬花 10 克	旋覆花 10 克 (布包)
川贝粉 3 克 (吞)	酸枣仁 20 克	炙枇杷叶 10 克	玉苏子 10 克
赖氏红 10 克	黄地丁 15 克		

七帖。

二诊：2010 年 10 月 25 日

近日咳嗽频仍未减，舌苔厚腻。不效更方，改投葶苈大枣汤加味。

葶苈子 15 克	炙紫菀 10 克	杏仁 10 克	玉苏子 10 克
炙冬花 10 克	厚朴 10 克	姜半夏 10 克	百部 10 克
广地龙 10 克	茯苓 10 克	前胡 10 克	胆南星 10 克

五味子 5 克　旋覆花 10 克（布包）北沙参 15 克　生甘草 10 克

红枣 7 枚

五帖。

三诊：2010 年 10 月 29 日

继以葶苈大枣泻肺汤、苏子降气汤，剧咳已有好转，疗效令人满意。

葶苈子 15 克	炙紫菀 10 克	木香 10 克	玉苏子 10 克
炙冬花 10 克	厚朴 10 克	姜半夏 10 克	百部 10 克
广地龙 10 克	茯苓 10 克	前胡 10 克	胆南星 10 克
五味子 6 克	旋覆花 10 克（布包）	北沙参 10 克	淡干姜 3 克
代赭石 30 克（布包先煎）		沉香粉 1 克（吞）	

红枣 7 枚

七帖。

四诊：2010 年 11 月 5 日

患者原因肺气上逆，咳嗽剧烈。今用葶苈大枣泻肺汤和苏子降气汤意，效如桴鼓。气逆已除，咳嗽大减，尚有余邪，痰涎亦有。年事已高，正气渐衰，亦当兼顾。

葶苈子 5 克	当归 10 克	炙紫菀 10 克	
代赭石 20 克（布包先煎）		玉苏子 10 克	前胡 10 克
杏仁 10 克	旋覆花 10 克（布包）	姜半夏 10 克	厚朴 10 克
五味子 5 克	怀牛膝 10 克	茯苓 10 克	陈皮 10 克
广地龙 10 克	沉香粉 2 克（吞）	淡干姜 3 克	百合 10 克
僵蚕 10 克	红枣 7 枚		

七帖。

大医精诚万世师表

五诊： 2010 年 11 月 12 日

患者原咳嗽剧烈，时及三月。千方易得，一效难求。经用三次降气清肺，佐以护肺，效如桴鼓。年事已高，正气渐衰，舌苔稍腻。邪亦未尽，原法增损，冀其康复。

玉苏子 10 克　当归 10 克　　五味子 10 克　　葶苈子 5 克

厚朴 10 克　　旋覆花 10 克 (布包) 姜半夏 10 克　陈皮 10 克

怀牛膝 10 克 茯苓 10 克　　　百部 10 克　　　淡干姜 3 克

杏仁 10 克　　广地龙 10 克　　沉香粉 1 克 (吞) 红枣 7 枚

七帖。

按语和情景还原： 患者曾患结核性胸膜炎，咳频且剧，初次辨为虚中挟实之证，予以润肺化痰之品，但症情无改善，剧咳依旧，思之乃悟，其气逆上冲乃是当前主要矛盾，改投降气泻肺之剂收效明显。应该指出的是，年高患结核之类，从整体考虑，应从虚弱着手，但气火上冲，挟有痰浊，应不泥老虚，敢于攻邪，剧咳方平。当然，祛邪必须掌握度，少佐敛肺养肺之品亦是此意。

2. 多月剧咳案
——三月剧咳难为治，降逆清肺一剂知

姜某某，男，46 岁，金华市某局

一诊： 2010 年 10 月 27 日

咳嗽频且剧烈，甚于晚间，少痰，延及三月，多处求医

未果。舌薄，声音嘶哑。拟以清肺止咳。亦即王氏孟英肝火津液凝痰、咯痰不畅之意。

葶苈子 10 克	前胡 10 克	鱼腥草 20 克	玉苏子 10 克
杏仁 10 克	野荞麦 20 克	炙紫菀 10 克	炙甘草 10 克
百部 15 克	炙冬花 10 克	炙桑皮 10 克	黄地丁 15 克
川贝粉 3 克（吞）	黄芩 10 克	生蛤壳 15 克	玉蝴蝶 5 克
青黛 3 克（另包冲）	牛蒡子 10 克	蝉衣 5 克	

三帖。

几天后患者来电告知，一帖药服后晚间即咳停。

按语和情景还原：患者剧咳三月，金杭二地多处求医，所用疏解、清肺、润肺、纳肾之法皆无果。因局长是兰溪人，某年因剧咳经我治愈，所以带他来我处就诊。余认为夜间剧咳，必气火上冲、气逆咳嗽无疑，仍用降气清肺之剂一帖即效。"证同治亦同"这是中医的治疗法则之一。实际上中医亦是可重复性的，当然也需强调个体差异，这就更全面和完整了。

3. 剧咳案

——咳嗽夜甚阳气冲，旋覆代赭降逆功

章某某，男，47 岁，新安江人

一诊：2012 年 5 月 15 日

晚间阵发性咳嗽剧烈 4~5 月，脉滑舌腻。拟以气逆咳

嗽论治。（忌荤辣油酒，防感冒）

旋覆花 10 克（布包）炙紫菀 10 克　　茯苓 10 克

代赭石 30 克（布包先煎）　　前胡 10 克　　浮海石 10 克

姜半夏 10 克　　炙冬花 10 克　　黛蛤散 15 克（布包）

玉苏子 10 克　　银花 10 克　　决明子 15 克　葶苈子 10 克

橘红 10 克　　厚朴 10 克　　川贝粉 3 克（吞）

七帖。

二诊：2012 年 5 月 17 日

晚间剧咳渐平，以资巩固。忌酒、忌辣。

黛蛤散 15 克（布包）前胡 10 克　　决明子 20 克

旋覆花 10 克（布包）炙冬花 10 克　　北沙参 15 克

代赭石 30 克（布包先煎）　　炙紫菀 10 克 黄芩 10 克

玉苏子 10 克　　川贝粉 3 克（吞）浮海石 10 克 葶苈子 5 克

橘红 10 克　　甜杏仁 10 克

十帖。

三诊：2012 年 5 月 29 日

咳嗽已愈，调理巩固。

百部 10 克　　北沙参 20 克

十五帖，代茶饮服。

按语和情景还原：因章一同事患咳嗽较久而经我治愈，故由其同事陪过来医治。患者咳嗽剧烈，尤以晚间为甚，《内经》有云："鸡鸣（夜半）至平旦（日出之时）天之阴，阴中之阳也。故人亦应之。"阳气渐升，气随阳升，咳嗽加剧，降气泄肺，切中病机也。

4. 剧咳案

——五脏六腑皆令咳，木扣金鸣方机合

符某某，女，40 岁，妇保院

一诊：2015 年 7 月 10 日

近一月反复感冒，干咳不已，继则喉痒剧咳。发汗乏力，适逢经期，脉细，舌红苔腻，鼻涕亦多，6 月 28 日至 7 月 4 日在金华某医院住院治疗未果，于我处就诊。急拟平肝泄肺之剂，亦是木扣金鸣之义。

旋覆花 10 克（布包）黛蛤散 15 克（布包）　　　　葶苈子 3 克

代赭石 20 克（布包先煎）　　　炙桑白皮 10 克 广地龙 10 克

姜半夏 10 克　　　炙枇杷叶 10 克 陈胆星 10 克　玉苏子 10 克

莱菔子 10 克　　　陈皮 10 克　　　川贝粉 3 克（吞）

五帖。

二诊：2015 年 7 月 14 日

肝火犯肺，木扣金鸣，剧咳近一月，喉痒即咳，鼻流清涕，手心发热，下肢却凉。王氏孟英所言，肝火津液凝痰，咳痰不畅。用旋覆代赭汤、三子养亲汤、黛蛤散，合数方为一方。剧咳大减，舌红苔糙。原法佐以祛风解表。

旋覆花（布包）10 克　　　桑白皮 10 克　　银花 10 克

代赭石 20 克（布包先煎）　　炙枇杷叶 10 克 桑叶 10 克

姜半夏 10 克　葶苈子 5 克　　白菊花 10 克　　玉苏子 10 克

浙贝 10 克　　杏仁 10 克　　　地骨皮 10 克　　白薇 10 克

川贝粉 3 克（吞）

七帖。

三诊：2015 年 7 月 22 日

二投平肝泄肺之品，剧咳得以大减，胁痛、尿失禁亦消失。但病程较长，正气损耗，神倦乏力，咳嗽不扬，咽喉干燥，有失音之渐，脉滑舌薄，口渴便溏。肝火气逆已平，肺道不畅。拟以清肺利咽、润肺化痰。

桑叶 10 克　　　浙贝 10 克　　　焦栀子 10 克　　平地木 10 克

甜杏仁 10 克　　北沙参 10 克　　连翘 10 克　　　玉蝴蝶 3 克

炙紫菀 10 克　　百合 10 克　　　银花 10 克　　　干芦根 15 克

炙冬花 10 克　　麦冬 10 克　　　桔梗 5 克　　　　胖大海 10 克

炙枇杷叶 10 克　白薇 10 克　　　蝉衣 5 克　　　　川贝粉 3 克（吞）

七帖。

四诊：2015 年 7 月 29 日

三投平肝泄肺，并清肺润喉化痰之剂，失音好转，但喉间觉滞，神倦乏力，期间又受风邪，且不得休息。拟以清肺化痰利肺，法以培土生金以资化源。

桑叶 10 克　　　前胡 10 克　　　银花 10 克　　　玉蝴蝶 3 克

甜杏仁 10 克　　鱼腥草 15 克　　桔梗 5 克　　　　诃子 5 克

炙紫菀 10 克　　金荞麦 15 克　　生谷芽 10 克　　太子参 10 克

炙冬花 10 克　　浙贝 10 克　　　茯苓 10 克　　　红枣 10 枚

胖大海 10 克　　炙枇杷叶 10 克　蝉衣 5 克　　　　平地木 10 克

川贝粉 3 克（吞）

七帖。

五诊：2015 年 8 月 5 日

四进平肝泄肺，剧咳得以平息；投清肺润燥化痰，咳嗽大减，喉间觉滞亦减。神倦乏力，目疲懒言，纳呆寐差。拟泄肺化痰、培土生金、养肺宁心为治。

桑叶 10 克	诃子 5 克	前胡 10 克	百合 10 克
甜杏仁 10 克	太子参 15 克	炙枇杷叶 10 克	麦冬 10 克
炙紫菀 10 克	红枣 10 枚	桔梗 5 克	酸枣仁 15 克
炙冬花 10 克	蝉衣 5 克	北沙参 15 克	夜交藤 20 克
胖大海 10 克	白薇 10 克	枸杞子 10 克	合欢皮 10 克
生麦芽 10 克	茯苓 10 克		

七帖。

六诊：2015 年 9 月 4 日

剧咳已愈，虚象毕露，神疲乏力，纳呆寐劣，脉细如线，养之，补之，调之。仿归脾汤。

西党参 10 克	酸枣仁 15 克	生鸡金 5 克	炒冬术 10 克
浮小麦 15 克	生麦芽 10 克	生黄芪 10 克	北秫米 15 克
红枣 10 枚	当归 10 克	广木香 3 克	龙眼肉 7 枚（自加）
茯苓 10 克	佛手片 10 克	黄肉 10 克	杞子 10 克
甜杏仁 10 克			

七帖。

七诊：2015 年 9 月 11 日

体质素弱，病后更为凸现，下肢软乏力，纳呆寐劣，脉细如线，仍以养之，补之，调之，守之。

西党参 10 克	酸枣仁 15 克	巴戟天 10 克	甜杏仁 11 克
炒冬术 10 克	浮小麦 15 克	怀牛膝 10 克	杜仲 10 克
生黄芪 10 克	北秫米 15 克	菟丝饼 10 克	五味子 5 克
当归 10 克	合欢皮 10 克	萸肉 10 克	生麦芽 15 克
杞子 10 克	夜交藤 15 克	红枣 10 枚	龙眼肉 7 枚（自加）
生鸡金 5 克			

七帖。

按语和情景还原：患者体质较弱，经常感冒引发咳嗽，近日逐渐加剧声音嘶哑，甚至于小便失禁，胸胁疼痛，因多处求治未果，遂去金华某医院住院仍无进展，经人介绍来我处治疗，察其诸症纷纭，且剧咳不止，甚是痛苦，一切治疗无从谈起。剧咳是矛盾的主要方面，而引起原因是肝火犯肺，肺气上逆，故平肝泄肺、降逆化痰为治疗的第一要务，合旋覆代赭汤、三子养亲汤、黛蛤散三方为一方。待咳嗽减轻，稳定了病人的情绪，增长了病人的信心后，当细细斟酌正邪力量程度对比，时以清肺、时以润咳、时以宁心、时以和胃，终以"培土生金"法收功。随访患者诉平时感冒亦少，咳嗽偶有，剧咳亦未再发。

十、浮　　肿

1．浮肿案

——浮肿全因无元阳，真武蝼蛄并沉香

江某某，女，88 岁，兰江街道下江村

一诊：2016 年 12 月 30 日

患者年高且有"腔隙性脑梗塞"、"冠心病"，浑身浮肿，尤以下肢为重，脉沉弦，舌糙，遵仲师真武汤为治。

淡附片 15 克（先煎）生白芍 15 克　　茯苓 15 克　　　生姜 5 片

炒冬术 15 克　　　蝼蛄 6 克　　　沉香粉 2 克（另冲）

五帖。

二诊：2017 年 1 月 4 日

自诉服上方至第三帖后浮肿明显减退，至今日全身无浮肿，下肢足趾处略肿。高年元阳亏败，火不制水，真武汤加味甚效，当以温肾益气以固本。

淡附片 10 克（先煎）生白芍 15 克　　茯苓 10 克　　　生姜 5 片

炒冬术 15 克　　　生黄芪 15 克　　西党参 15 克　　菟丝子 10 克

七帖。

三诊： 2017 年 1 月 10 日

全身已无浮肿，高年阳气虚衰，当以培本固元为要。用丸剂连续图之。

金匮肾气丸，晚上服 10 克（有济生肾气丸更好）。

香砂六君丸，早上服 10 克。

每天一次。

按语和情景还原： 自诉近两年来经常浮肿，甚至一身悉肿，中西医门诊和住院治疗一度好转，但容易复发，近年来病情有加重之势。本人认为其高年元阳亏败，火不制水而发阴水。先哲有云："益火之源，以消阴翳"，真武汤温阳利水，加之蝼蛄，利水消肿效更捷。沉香降逆纳肾，载药下行，故疗效明显。然毕竟高年之人，待水肿退后即以培本为要。故二诊时则除去蝼蛄峻利之品，增加益气之黄芪、菟丝子之类，后嘱常服金匮肾气丸（济生肾气丸购不到）、香砂六君丸之辈温阳益气、补肾健脾。随访已有将半年多未发。

2. 浮肿案

——年高浮肿元气伤，参附直入回魂阳

王某某，男，92 岁，住人民医院 17 病区 36 床，

一诊： 2017 年 3 月 10 日

面色萎黄，浮肿明显，尤以眼泡更显，精神倦怠。尿失禁严重，脉细结代，舌薄体胖。年高元气亏败，精气匮乏，

肾失统摄之权，当以治本力挽，以尽人谋。

别直参 5克　　淡附片 8克（先煎）炒冬术 10克（服三帖）

共炖一小时，每天分两次服。

按语和情景还原：高年衰败之体，险象丛生，神倦浮肿当以参附回阳益元，加白术益气利水，药后效果理想，浮肿减退，尿失禁明显减少，人也较前健谈一些。

十一、瞳孔限缩

——瞳神外伤目难睁，补肾明目化瘀痉

姚某某，男，34岁，北京市行政执法局某某分局。

一诊： 2010年3月18日

患者在工作中左眼被击，损伤瞳孔，目前左眼不能睁，硬睁遇光刺激则难以忍受，在京治疗七个多月，瞳缩受限无进展，其父（兰溪籍在京工作）笃信我之医术，遂带他来我处医治。我虽不是眼科专业，但其病因明确，瞳神属肾，遂以活血化痰之药和滋肾养目之品相伍为用。处方：

藏红花1克（泡服代茶）　　赤芍10克　　丹皮10克

栀子15克　　生地10克　　熟地10克　　川石斛12克（先煎）

菟丝子10克　　决明子10克　　水牛角片10克（先煎）

儿茶3克（布包）甘菊10克　　萸肉10克　　五味子6克

连续服三十帖。

二诊：

自诉上方服至二十帖时病眼睁开时比原先好受一点，今已服完三十帖，并去眼科检查瞳缩达到3.2毫米，察其舌偏红，寐纳均可。

上方去菟丝子，加女贞子20克。

三十帖。

三诊：

自诉服完二诊之药以后，左眼睁开时明显比以前改善，测瞳缩为 2.3 毫米。因工作单位积着一些事要处理，问我有什么成药可吃？我想大局已定，嘱其每日服用常规用药一倍的杞菊地黄丸，并泡服 1 克藏红花，连服三月。后来电告之左眼功能已恢复正常（测瞳缩为 2 毫米）。

按语和情景还原：患者于 2009 年 8 月 2 日为在执法时被歹徒用拳击中左眼造成外伤严重，致使左眼瞳孔受损，在京住院治疗各方面均得以痊愈，惟左眼瞳缩受限为 4 毫米。其主要症状是左眼畏光，不能睁，硬睁非常难受，发病已整整七个月了，治疗再无进展。其父（兰溪籍在京工作）笃信我之医术，遂带他来兰我处治疗，我虽不是眼科专业，但读书时相关基础知识还是学过的，且在杭州进修学习时，每周六下午均去省中医院听学术交流课，各科主任轮流讲，眼科由柏仲英讲，后来还收集到一本由他儿子柏超然医师整理的柏老先生医案，我也细细读过。

十二、中耳炎

——流涕半年中耳炎，内服外用见效灵

严某某，男，62岁，三川公司

一诊：2017年9月7日

患者双侧鼻息肉多发，影响呼吸，于本年3月23日在杭州某医院做鼻息肉摘除术后，病状明显改善。但术后，脓鼻涕持续不断，已达半年之久，每日要用很多餐巾纸，鼻角和上唇部都擦红了。复查多次均无殊，但流涕这一病状无药控制，医院告之只能待其自愈。8月初服用克拉霉素8天，亦无效果。8月29日因耳鸣再次去医院复查，被诊为"混合性中耳炎"，右侧为"并发性中耳炎"。近期潮热寐差，体温增高至37.2℃（患者基础体温较低，一般在36.7℃左右）。耳鸣、盗汗、尿频，形瘦憔悴，脉细略数。舌红体小中裂。证属体质虚弱，阴亏火旺，水不涵木。又遇新感。当以疏解风热，滋水涵木，降火宁心，并结合外用药。

桑叶 10克	甘菊 10克	银花 15克	连翘 10克
辛夷 5克	紫花地丁 12克	地骨皮 10克	白薇 10克
青蒿 10克	炙鳖甲 24克（先煎）	浙贝 12克	酸枣仁 25克
夜交藤 20克	合欢皮 20克	灵磁石 30克（先煎）	
牡蛎 30克（先煎）	知母 10克	生地 20克	丹皮 10克

麦冬 15 克　　　玉竹 15 克

七帖。

另，冰片（研粉）5 克、核桃油 50 克，两药不断搅拌多次后用滴管滴耳，每 6 小时一次，每次 3~4 滴，耳道用棉球堵住，以防药液外流。

二诊：2017 年 9 月 13 日

病人来首先高兴地说自外用滴耳之药后，鼻涕一天比一天减少，自昨天几乎已正常，去医院五官科复查中耳炎也痊愈。咳嗽虽少仍有，其他各症略有改善。耳鸣基本消失，病人信心已树立，阴虚难复。予以原法继进。

桑叶 10 克　　　甘菊 10 克　　　银花 15 克　　　辛夷 5 克

生地 10 克　　　地骨皮 10 克　　白薇 10 克　　　青蒿 10 克

炙鳖甲 20 克（先煎）　　　　浙贝 12 克　　　酸枣仁 25 克

夜交藤 20 克　　合欢皮 15 克　　女贞子 15 克　　北沙参 15 克

知母 10 克　　　牡蛎 30 克（先煎）　川石斛 12 克（先煎）

七帖。

外用药继续。

三诊：2017 年 9 月 20 日

疏解风热，滋阴降火，平肝宁心，诸恙明显好转。脉细，舌略红少津，继予原法。

桑叶 10 克　　　甘菊 10 克　　　银花 15 克　　　辛夷 5 克

生地 10 克　　　地骨皮 10 克　　白薇 10 克　　　青蒿 10 克

炙鳖甲 20（先煎）　浙贝 12 克　　　酸枣仁 25 克　　夜交藤 20 克

合欢皮 15 克　　女贞子 15 克　　北沙参 15 克

生龙牡各 30 克（先煎）　　　　　川石斛 12 克（先煎）

玉竹 10 克　　　丹皮 10 克

七帖。

四诊：2017 年 9 月 27 日

继以疏解风热，以清余邪、滋阴降火、平肝宁心以治根本，耳鸣、盗汗、低热、尿频已消失，体温已正常（36.8℃～37℃），寐况好转。诸梦纷扰，舌仍偏红，中裂脉细略数。原法增损，以资调养。

| 银花 10 克 | 白薇 20 克 | 生地 20 克 | 地骨皮 15 克 |

桑叶 10 克　　　杭白菊 10 克　　青蒿 10 克　　　炙鳖甲 20 克（先煎）

浙贝 10 克　　　酸枣仁 25 克　　旋覆花 10 克（布包）

淮小麦 20 克　　合欢皮 15 克　　天花粉 15 克　　女贞子 15 克

丹皮 10 克　　　天冬 10 克　　　牡蛎 30 克（先煎）

川石斛 12 克（先煎）

七帖。

按语和情景还原：患者于 2017 年 3 月 27 日去杭州某医院作鼻息肉切除术，手术顺利，但自术后，整天鼻流脓涕持续不断，其鼻部及三角区被擦得绯红疼痛，为此多次去杭州复查治疗，医生看其实在难受用了 8 天克拉霉素，但亦无效果，并有晚上发烧潮热、盗汗、难以入睡和耳鸣之症。为此，8 月 31 日（离手术后将近半年）患者再次去杭州医院检查治疗，诊为"混合性中耳炎"和"并发性中耳炎"，主要由鼻腔有多处未结痂引起，建议中医治疗。回兰后即来我处诊治，遂作出外用和内服相结合的治法，且五官相通，用冰片和核桃油滴耳。因为冰片不但有开窍之效，更是防腐收敛要药，加上促使药物吸收的核桃油，可由耳道缓缓流到鼻腔，直达病所，对于加快鼻中切口结痂有事半功倍的作用。

此案例，虽然很难算得上急重症，但半年的流涕不断对于任何一个人来说都是相当痛苦的。少少的冰片，不难买的核桃油，却有不小的治疗效果。由此推之，"中医药是个伟大宝库，应当努力发掘"，此言不虚。我们要珍惜千百年的医学积淀，如若弃之一旁，既可惜，也是对祖先劳动成果的大不敬。经验的发掘、推广、运用，特别是那些"简、便、廉"的单方、验方，是病人最需要的，是实实在在解决病人痛苦的。我们没有理由不做！

大医精诚万世师表

编后说明

（代跋）

一、"郎中"，古为官职名，秦、汉时为掌宫廷侍卫，隋代以后为六部内各司之主管。明清以后，民间渐渐把医师也尊称为"郎中"。而"慢郎中"，就是急病患者遇到了慢性子的医生，比喻缓慢的行动，赶不上紧急的需要。时至近代，西学东渐，社会往往认为西医能治疗急症重症，而中医却是"慢郎中"，只能治疗慢性病。殊不知，只要辨证用药得当精准，中医在急重症的治疗中，也能起效迅速，疗效确切，救人于命悬一线之际，解危于千钧一发之时。本书中数十个成功案例，仅仅是本人50年行医生涯中的一部分，但已经能证明：中医，并非慢郎中。

二、由于昏迷、剧痛、气逆咳嗽三症在临床常见，且病情笃危复杂，救治过程难以驾驭，故在三个病症篇首，另加提要列述。

三、要重视和发挥传统中医诊断方法在急重症抢救过程中的优势，如望神、望色、望形态及整体评估等。这些需在医学生培训、教材编写、诊疗规范的确立，以及医院建设中，加以重视和体现。

四、中药药材质量，亦为中医参与急重症抢救过程中，能否成功的决定因素之一。因此，切实扩大抢救中药药品的品种，确实保证其质量和数量，十分关键。传统的抢救中药，如麝香、灵猫香、牛黄、附子、别直参、林下参和安宫牛黄丸等，一定要保证产地道地，种植、炮制、加工规范，切忌名不符实。

五、用现代科学技术研究、阐明中医药在急重症治疗中的作用机理和规范，对规范治疗、提高疗效、促进技术普及等，都会有益处。本人能力有限，但在临床中也经常借鉴一些西医的诊断标准和用药思路，这一点在本书中也有部分体现。同时，也感谢近代有识之士在中西医合作道路上做出的探索和对我的启发。中医药是从远古流来，又向未来流去的大河，既是人类文明的结晶，又承受着各个历史阶段的局限，加之人类尚对人体的认识还有许多空白，对急重症的研究和治疗，还要翻越无数艰难的高山险滩，任重而道远。但是，只要我们以治病救人为己任，以"大医精诚"来自我要求，立足传统中医之要旨，兼收中西医之所长，一代一代不断努力，总能到达胜利的彼岸。

六、本书在写作过程中，得到国医大师葛琳仪先生和浙江省中医药学会肖鲁伟会长的审阅和鼓励，并欣然为本书题字、作序，也得到了王恩贶、叶泰昌、孙里杨、张剑、张贤、沈焱等友人的支持和帮助，以及出版社编辑辛勤付出，在此一并深表谢意。